7일만에 눈이 '확' 좋아진다

NANOKAKAN DE TOTSUZEN ME GA YOKUNARU HON
Copyright ⓒ 2014 Makoto Shimizu
All rights reserved.
Original Japanese edition published by SB Creative Corp.
Korean translation rights ⓒ 2015 by CYPRESS
Korean translation rights arranged with SB Creative Corp., Tokyo
through Botong Agency, Seoul, Korea

이 책의 한국어판 저작권은 보통에이전시를 통한 저작권자와의 독점 계약으로
싸이프레스가 소유합니다. 신 저작권법에 의하여 한국 내에서 보호를 받는 저작물이므로
무단전재와 무단복제를 금합니다.

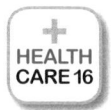

12만 명의 시력을 회복시킨 기적의 시력 회복법!

7일 만에 눈이 '확' 좋아진다

시미즈 마코토 지음 | 신정현 옮김

+ 프롤로그 +

당신의 시력도 1.0이 될 수 있다

"요즘 들어 왜 이렇게 눈이 자꾸 얼얼하지?"
"나는 간판 글씨가 잘 안 보이고 풍경도 전체적으로 흐릿해진 것 같네. 시야가 침침해졌고 답답한 느낌마저 들고 말야. 성인이 되면 시력감퇴가 멈춘다던데 설마 아직도 시력이 떨어지는 중인가?"
"저는 매일 컴퓨터랑 스마트폰만 봐서 그런 건지, 눈동자 주변이 항상 뻐근하고 아픈 것 같아요."

요즘 같은 시대에 이런 증상은 현대인이라면 누구나 많건 적건 경험해 봄직한 증상입니다. 어쩌다 한 번 겪는 증상이라면 눈의 피로는 정말 단순 피로 정도로 생각할 수 있습니다. 하지만 거의 매일 느끼고 있다면 다시 생각해볼 필요가 있습니다. 사실상 성인은 물론 어린이들에게까지 확대되고 있는 이러한 증상들은 그냥 지나칠 수 있는 간단한 문제가 아닙니다. 특히 한창 자라나는 아이들이 느끼는 다양한 안구 증상, 눈 질환이나 시력감퇴는 이미 심각한 사회 문제로 다뤄지기 시작했습니다.

'몸이 100냥이면 눈이 90냥'이라는 말이 있을 정도로 눈은 우리 몸에서 굉장히 중요한 부분입니다. 그럼에도 심한 통증을 느끼거나 생활에 지장을 받지 않는 이상, 어느 정도의 시력감퇴는 어쩔 수 없다는 듯이 당연시 여기는 경우가 많은 것 같습니다. 뿐만 아니라 치료나 수술을 요하는 상태임에도 불구하고 심한 거부감이나 공포를 느끼며 치료 자체를 멀리하는 경우도 있습니다. 하지만 문제를 방치하게 되면 증상은 더욱 악화되고 일상생활에 커다란 지장을 주게 됩니다.

"우리 집 식구는 모두 안경을 끼거든요. 눈이 나쁜 건 그냥 유전인가 하는 거죠!"
"점점 나이를 먹는데 당연히 여기저기 고장 나겠죠. 눈도 나빠질 테고. 요즘같이 정신없는 세상에 애나 어른이나 눈이 좀 피곤한 건 당연한 일일 겁니다. 겨우 이 정도로 병원에 가는 건 아닌 것 같고 그냥 약국에서 안약 하나 사다가 피곤할 때마다 넣고 있습니다."

근시나 노안이 심해지면 시야에 들어오는 사물이 전체적으로 흐릿해집니다. 먼 곳이 잘 안 보이기도 하고, 가까운 곳이 잘 안 보이기도 합니다. 책이나 서류에 적힌 글씨를 보는 것도 힘들어지므로 당연히 업무나 일상생활에도 막대한 영향을 주게 됩니다.

또한 컴퓨터와 스마트폰의 과도한 사용으로 최근 몇 년간 급증한 안구건조증 같은 질환도 계속 방치하면 안구 통증으로 발전할 수 있습니다.

그 뿐만 아니라 이런 눈 문제는 어깨 결림이나 두통, 현기증 같은 증상을 동반하는 경우가 많습니다. 필자의 클리닉에도 어깨 결림 같은 증상과 안구 증상을 함께 호소하는 분들이 많습니다.

"저뿐만 아니라 요즘은 다들 눈을 혹사시키는 것 같아요. 눈을 쉬게 하고 먼 곳을 바라보기도 하면서 관리할 필요가 있다는 건 알겠는데, 어쩌다 한두 번 실천한다고 과연 좋아질까요?"

"건강을 관리하듯 효과적으로 실천할 수 있는 눈 건강법도 있지 않을까요?"

"안경이나 콘택트렌즈, 또 요즘 많이 하는 라식, 라섹 같은 수술 없이도 시력이 좋아질 수 있는 방법은 없을까요?"

혹시라도 이와 비슷한 생각을 해본 적이 있다면, TV나 책에서 이따금 소개되기도 하는 시력회복법 등을 한 번쯤 따라해 본 적이 있을 것입니다. 하지만 이런저런 시도를 해봐도 극적인 효과를 얻지 못했다면 이제 당신의 눈 질환이나 시력감퇴를 일으키는 '근본적인 원인'이 무엇인지 진지하게 고민해봐야 하지 않을까요?

눈 건강을 악화시키는 근본 원인은?

필자가 생각하는 눈이 나빠지는 가장 근본적인 원인은 바로 '나쁜 자세'입니다. 다시 말해 '나쁜 자세=상체가 굽은 척추'야말로 우리의 눈 질환이나 시력감퇴를 유발하는 근본적인 원인입니다.

굽은 척추와 시력 사이에 밀접한 인과관계가 있다는 사실은 다소 생소하게 느껴질 수 있습니다. 하지만 관계가 있다고 해도 근본적인 원인이 될 수 있을까 의아해할 수도 있습니다. 지금부터 이 책에서 상세하게 설명하겠지만 굽은 척추와 안구 증상, 시력감퇴 사이에는 불가분의 관계가 있습니다.

- 앞쪽으로 굽은 척추를 교정하여 바른 자세, 아름다운 자세를 갖게 되면 시력은 자연스레 회복됩니다.
- 바른 자세는 어린이의 가성근시 회복에 도움이 되므로 안경을 벗을 수 있도록 도와줍니다.
- 백내장 증상이 개선되므로 시야가 깨끗해집니다.

그럼 반대로 굽은 척추를 개선하지 않고 그대로 방치하면 어떻게 될까요? 지금 당장은 큰 불편함이나 문제점을 느끼지 못해도 머지않아 여러 가지 눈 질환이 나타나거나 시력감퇴가 급속히 진행될 수 있습니다.

필자는 약 13년 전부터 홋카이도의 삿포로에서 접골원과 침술원을 운영하면서 '자세 교정 전문 지도자'로서 자세 교정에 기반을 둔 시술을 하고 또한 척추 교정 체조를 보급해 나가는 활동을 하고 있습니다. 최근 수년 간 생활환경에 따른 영향으로 어른들은 물론 아이들 중에도 목과 척추가 굽은 사람이 급증하고 있습니다(제1장과 제2장에서 상세히 설명합니다.). 특히 이런 상태로 필자를 찾아오는 사람들은 몸에서 일어나는 다양한 이상 증세를 호소합니다. 필자는 이런 분들을 대상으로 굽은 목과 척추를 교정하는 시술을 하고 있으며, 교정 체조를 지도하고 보급해 나가면서 수많은 사람들의 시력이 회복될 수 있도록 도왔습니다. 신체 균형이 깨졌거나 오랜 세월 바르지 못한 자세로 인해 잘못 굳어버린 척추를 올바르게 교정한 결과, 필자는 시력감퇴, 녹내장, 안구건조증, 안구피로 등 눈과 관련된 다양한 문제가 해결되는 실제 사례를 수도 없이 경험하였습니다.

필자가 생각하는 '올바른 자세 또는 올바른 척추 상태'란 우리 몸에서 균형이 틀어진 곳을 바르게 교정하여 몸의 전후좌우(높이나 각도 등)가 균형 잡힌 상태를 말합니다. 이렇게 자세와 척추를 균형 있게 잡아 나가면 자신의 시야를 통해 보이는 세상이 달라집니다.

그렇기 때문에 필자는 직접 연구한 다양한 사례와 경험을 바탕으로 누구나 쉽게 자신의 굽은 자세와 척추를 교정하여 자신의 눈 질환을 개선하고 건강한 눈으로 회복할 수 있는 방법을 소개해보려고 합니다.

콘택트렌즈가 필요 없는 생활이 시작되다

불과 몇 개월 전에 있었던 사례로, 필자를 찾아온 20대 여성 L씨는 심한 목과 어깨 결림, 그리고 두통으로 고생이 이만저만이 아니었습니다.

시술을 시작한 후로 그녀는 자신의 일상생활에 관한 많은 이야기를 해주었습니다. 사무직 종사자였던 그녀는 업무 중에 대부분의 시간을 컴퓨터 앞에서 보낸다고 했는데, 모니터 화면을 보기 위해 목을 앞으로 길게 빼는 습관 때문에 몸이 구부정한 자세로 굳어 있었습니다. 안경은 중학교 때부터 끼기 시작했으며, 직장인이 된 후로는 두꺼운 안경 대신 콘택트렌즈를 사용했다는 그녀의 시력은 양쪽 모두 0.4밖에 되지 않았습니다.

그녀는 정면을 향하여 편안한 자세로 서 있는데도 어딘가 모르게 앞으로 숙인 듯, 어깨와 척추가 살짝 굽은 느낌이었습니다. 필자는 굽은 척추가 눈에 나쁜 영향을 줄 수 있다는 사실, 즉 시력과 직결될 수 있다는 원리를 설명해준 뒤, 굽은 척추를 교정해 주는 체조와 눈 운동법(안근 운동법)을 지도하였습니다.

그 후 그녀가 다시 내원한 날, 다른 증상과 함께 눈의 상태에 대해서도 물어보았는데 그녀는 예전보다 눈의 피로감이 현격히 준 것 같다고 했습니다. 그리고 굽은 척추를 교정하는 체조를 실시한 지 2개월 정도 지났을 무렵 직장에서 실시한 건강검진에서 자신의 양쪽 눈의 시력이 1.0까지 회복되었다는 것을 알게 되었다고 합니다.

사실 그 무렵, 그녀는 자신의 시력이 더 나빠진 게 아닐까 걱정을 하던 차였다고 합니다. 예전과 똑같이 콘택트렌즈를 끼고 출근을 하는데 왠지 답답한 느낌이 계속 들었다는 것입니다. 그런데 알고 보니 오히려 시력이 회복되는 바람에 콘택트렌즈의 시력이 맞지 않았던 것입니다.

콘택트렌즈를 착용하지 않아도 사물을 더 잘 볼 수 있게 된 그녀는 현재 콘택트렌즈나 안경의 도움 없이 자신의 두 눈으로 생활할 수 있게 되었습니다.

지금은 환자의 자세와 척추를 교정하는 일을 하는 필자 역시 과거에는 척추가 굽어 있었습니다. 그리고 시력도 0.04(5미터용 시력표로 측정 시 0.1 시력에 해당하는 가장 큰 글자를 5미터 거리에서 읽지 못하고, 시력표 앞 2미터 정도에서 읽을 수 있는 정도의 시력을 말함) 밖에 되지 않을 정도로 고도근시였던 적이 있습니다.

하지만 매일 꾸준히 굽은 척추 교정 체조와 눈을 따뜻하게 해주는 온열 마사지를 실천한 결과 시력이 1.0까지 회복되었습니다. 그리고 오랜 세월 내 자신의 일부로 여기며 공생할 수밖에 없었던 비문증 증상(눈앞에 먼지나 벌레 같은 뭔가가 떠다니는 것처럼 느끼는 증상)도 완전히 사라졌습니다.

L씨와 저는 아주 특별한 사례일까요? 눈은 나빠지기만 하고 좋아지지는 않는 것일까요? 그렇지 않습니다. 굽은 자세, 굽은 척추를 교정하여 시력을 회복하거나 안구 증상이 개선된 사례는 실제로 아주 많습니다.

- 7세 여자 어린이의 시력이 1주일 만에 0.2에서 1.0까지 회복되어 안경을 쓸 이유가 없어졌습니다.
- 81세의 나이에도 시력이 큰 폭으로 회복됐고 눈앞에 벌레가 떠다니는 것 같다던 비문증도 없어졌습니다.
- 눈앞이 뿌옇게 보였던 백내장 증상이 완화되어 수술할 필요가 없어졌습니다.
- 안압이 정상으로 돌아오면서 시야가 좁아지는 녹내장 증상이 사라졌습니다.

이와 관련해서는 뒤에서 다시 한 번 상세히 설명하겠지만, 해당 사례는 모두 자신의 굽은 척추를 교정함으로써 얻게 된 결과였습니다.

7일 만에 나타나는 변화

속는 셈 치고 1주일만 실천해 보기 바랍니다. 내 눈에 어떤 일이 일어나는지, 얼마만큼 좋아질 수 있는지 시험해 보시기 바랍니다.

혹시 지금 이 책을 보느라 고개를 숙이거나 등을 구부리고 있지는 않습니까? 고개를 숙여 책을 볼 때가 아니더라도 집이나 직장, 학교 혹은 지하철 안에서 무심결에 자세가 구부정해지는 사람이 매우 많습니다. 이런 자세는 눈이 나빠지도록 만들 가능성이 아주 높습니다.

이 책을 읽는 동시에 필자가 제안하는 '굽은 척추 교정 체조'와 '눈 운동법'을 실천하면 분명 바르고 균형 잡힌 자세를 가질 수 있으며, 이는 눈과 관련된 다양한 증상이나 시력감퇴를 유발하는 원인으로부터 해방될 수 있도록 도와줄 것입니다. 게다가 이런 효과는 생각보다 단시간에 체감할 수 있습니다.

제1장에서는 눈의 기본적인 구조 등에 대하여 설명하고 근시 비율이 급증하고 있는 이유와 목, 어깨, 허리 등이 구부정해지는 이유, 그리고 이런 굽은 척추를 계속 유발하는 현대인의 생활환경과 눈의 상태에 대해 살펴보기로 합니다.

제2장에서는 '몸의 자세와 눈의 관계'에 대하여 더 깊이 있게 다루게 되는데, 특히 굽은 척추가 시력감퇴를 유발하는 원인에 대하여 설명합니다. 2장을 읽고 나면 어린이에게 특히 잘 발생하는 가성근시를 비롯하여 노안 같은 눈 질환의 근본적인 원인이 굽은 척추라는 사실을 확실히 이해할 수 있게 될 것입니다. 또한 시력과는 관계없는 안구건조증이나 비문증, 백내장, 녹내장 등과 같이 눈과 관련된 다양한 질환과 굽은 척추의 관계에 대해서도 설명합니다.

제3장에서는 굽은 척추 교정 체조를 실천한 분들의 체험담을 소개합니다. 시력이 회복된 분들을 포함해 다양한 눈 질환이 실제로 개선된 사례들을 통해 굽은 척추의 교정 효과를 실감할 수 있을 것입니다.

제4장에서는 굽은 척추를 교정하는 구체적인 방법을 설명합니다. 집에서 지금 바로 실천할 수 있는 간단한 동작으로, 굽은 목과 척추를 바르게 균형 잡아 주는 교정 효과가 뛰어납니다.

제5장에서는 굽은 척추 교정 체조와 함께 실시하면 좋은 눈 운동법과 경혈 자극법(혈자리 자극법)을 소개합니다. 굽은 척추를 교정하는 것이 시력 회복을 위한 근본적인 방법이라고 한다면 눈 운동법과 경혈 자극법은 보조적인 역할을 해줄 것입니다.

제6장에서는 눈이 더욱 건강해지는 7일 프로그램을 준비하였습니다. 1장부터 5장까지의 내용을 종합한 것이라고도 할 수 있습니다. 이 7일 프로그램 내용의 기본은 굽은 자세, 굽은 척추를 교정하는 것인데, 보조적으로 실천하면 좋은 눈 운동법과 평소에 실천하면 좋은 눈 건강법도 함께 구성하였습니다.

제2장이 이 책의 이론적인 부분이라고 한다면, 제6장은 실천 부분이라고 할 수 있습니다.

굽은 척추와 눈 건강에 대한 이론적인 내용을 살펴보기 전에 이 책의 마지막 장인 6장에 나와 있는 7일 프로그램을 먼저 실천해 보는 것도 좋은 방법입니다. 7일 프로그램을 직접 실천해 보면 자신의 눈 상태가 분명히 개선되고 있다는 것을 실감할 수 있을 것입니다. 이렇게 실천을 먼저 해본 다음, 다시 앞장으로 돌아가 굽은 척추와 눈이 밀접한 관계를 차근차근 이해해 나가는 것도 좋습니다.

이 책은 어려운 의학지식을 풀어 놓은 이론서가 아닙니다. 단지 1주일 정도의 시간을 투자하여 눈과 관련된 제반 증상이 개선될 수 있도록 도와주는 실천방법을 소개한 책일 뿐입니다.

본격적인 이야기를 시작하기 전에 핵심만 다시 한 번 짚어보겠습니다. 굽은 척추를 교정하면 당신의 눈은 좋아질 수 있습니다. 눈에서 생기가 돌게 하고 시력을 회복할 수 있도록 하는 데 큰 도움이 될 것이며, 나아가 다양한 눈 질환에서 벗어나게 해주는 수단이 되어 줄 것입니다.

필자는 눈과 관련하여 불편한 증상을 가지고 있는 많은 분들이 이 책에서 소개한 노하우를 실천하여 효과를 볼 수 있었으면 하는 바람입니다. 시력이 꾸준히 떨어지는데도 속수무책으로 방관하던 분들이나 여러 가지 시도는 해봤지만 별 효과를 보지 못했던 분들도 부디 이 책에 소개한 눈 건강법을 직접 실천해 보셨으면 합니다.

이 책을 통해 눈과 관련된 다양한 고민을 안고 있는 분들이 고민에서 해방될 수 있기를 진심으로 바라는 바입니다.

시미즈 마코토(淸水眞)

+ 목차 +

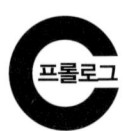 **프롤로그 당신의 시력도 1.0이 될 수 있다**

눈 건강을 악화시키는 근본 원인은? 6
콘택트렌즈가 필요 없는 생활이 시작되다 8
7일 만에 나타나는 변화 10

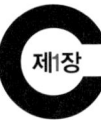 **제1장 내 눈은 왜 계속 나빠지는 걸까?**

시력과 관련된 통계 데이터 20
갈수록 늘어나는 시력감퇴 인구 23
눈이 사물을 보는 원리 25
눈을 혹사시키는 현대인 28
안과의사가 할 수 있는 일과 없는 일 32
시력이 계속 떨어지는 진짜 이유 34
척추가 굽은 사람은 눈이 나쁘다? 37

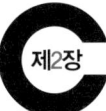

제2장 눈 건강, 척추 교정에 답이 있다

굽은 척추에는 4가지 유형이 있다	44
굽은 척추와 눈의 관계	50
급격하게 증가 중인 안구건조증	55
눈에 혈류가 잘 통하도록 한다	57
백내장 및 녹내장 증상이 호전되다	59
눈 떨림 증상이 사라지다	63
어린이 근시가 해결되다	65
사시를 유발하는 원인	68
더 늦기 전에 스스로 교정하고 예방한다	72

제3장 심각했던 눈 질환, 이렇게 극복했다

체험담① 비문증이 사라진 뒤 세상이 다르게 보이다	76
체험담② 딸아이의 시력이 7일 만에 0.2에서 1.0으로!	78
체험담③ 백내장 증상 개선으로 수술 걱정이 없어지다	80
체험담④ 정상으로 돌아온 녹내장 안압, 시야가 넓어지다	82
체험담⑤ 고도근시에서 0.7까지 시력이 회복되다	84
그 외 환자들의 시력 회복 사례	86

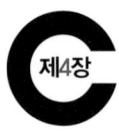

제4장 7일 만에 눈이 좋아지는 척추 교정 체조

굽은 척추 교정으로 건강한 눈 만들기	90
굽은 척추 교정의 기본 – '고양이 자세 체조'	92
'고양이 자세 체조' 배워 보기	94
'고양이 자세 체조' 효과를 높이는 호흡법과 동작	96
척추 유형에 맞게 실시하는 '수건베개 체조'	98
간단 셀프케어① 일자목 수건베개 체조	100
간단 셀프케어② 새우등 수건베개 체조	102
간단 셀프케어③ 일자허리 수건베개 체조	104
간단 셀프케어④ 과도한 S라인 허리 수건베개 체조	106
간단 셀프케어⑤ 복합 유형 수건베개 체조	108
간단 셀프케어⑥ 경추 지압 & 눈 체조	110
간단 셀프케어⑦ 시력 회복 호흡법	112
간단 셀프케어⑧ 접형골 자극 체조	114
간단 셀프케어⑨ 고양이 눈 체조	116
간단 셀프케어⑩ 목 근육 체조	118

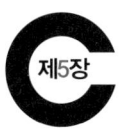

제5장 시력 향상을 도와주는 눈 운동과 경혈 자극법

안구 근육 운동과 경혈 자극	122
안근 운동법① 눈둘레근 마사지	124
안근 운동법② 원근법 트레이닝	126
안근 운동법③ 뒷목 마사지	128
안근 운동법④ 손바닥 온열 마사지	130
경혈 자극법① 찬죽(攢竹) 자극	132
경혈 자극법② 사백(四白) 자극	134
경혈 자극법③ 목창(目窓) 자극	136

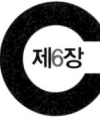

제6장 눈 건강을 위한 7일 프로그램

시력 향상과 척추 교정을 위한 7일 프로그램	140
아침 프로그램 Ⓐ	141
점심 프로그램 Ⓑ	144
저녁 프로그램 Ⓐ+Ⓑ	145
7일 프로그램 1일 ≫ 월요일	146
7일 프로그램 2일 ≫ 화요일	148
7일 프로그램 3일 ≫ 수요일	150
7일 프로그램 4일 ≫ 목요일	152
7일 프로그램 5일 ≫ 금요일	154
7일 프로그램 6일 ≫ 토요일	156
7일 프로그램 7일 ≫ 일요일	158
샤워기 온열 마사지 경혈 위치	160
밝은 눈과 바른 자세를 가진 사람	163

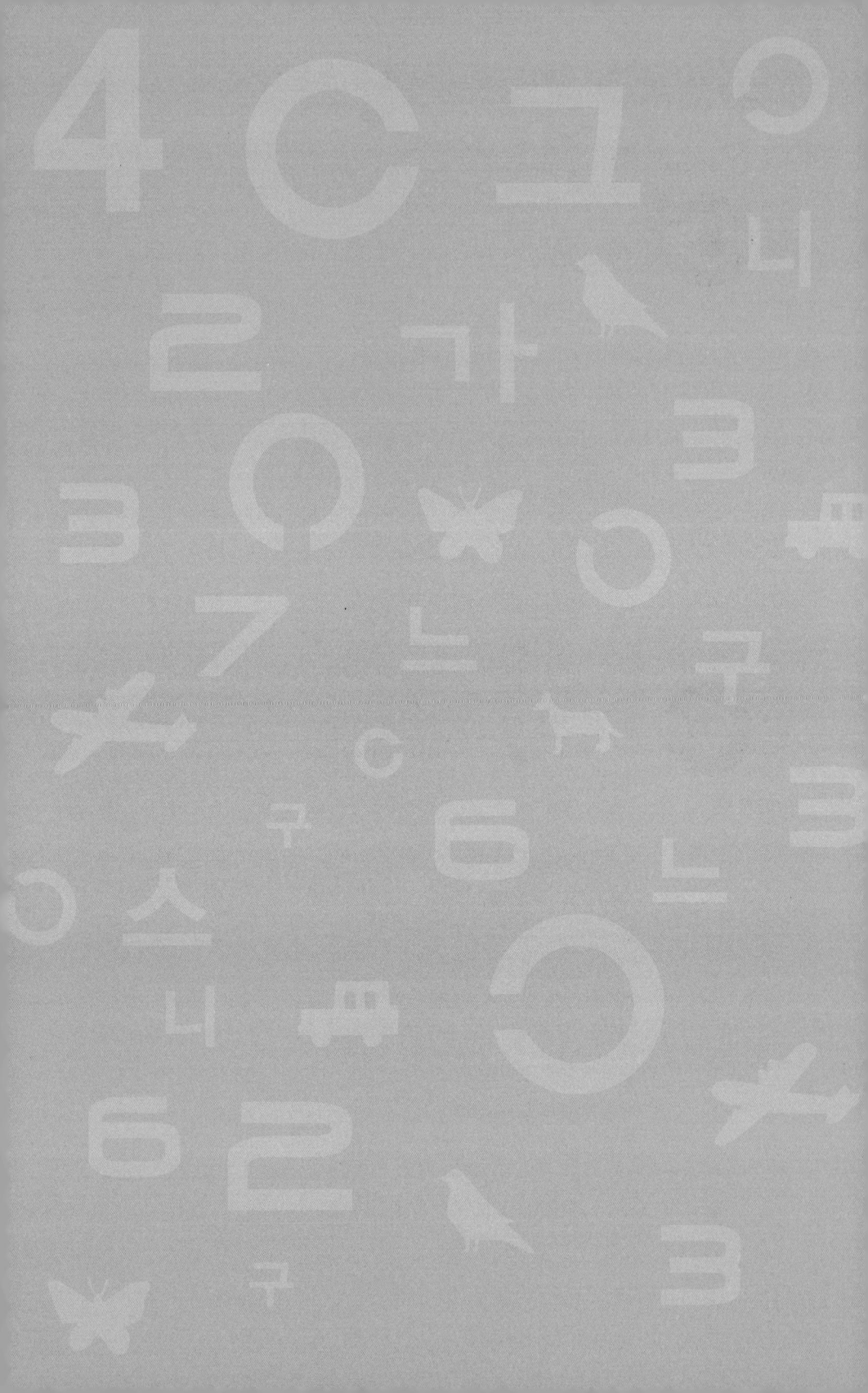

제 1 장

내 눈은 왜 계속
나빠지는 걸까?

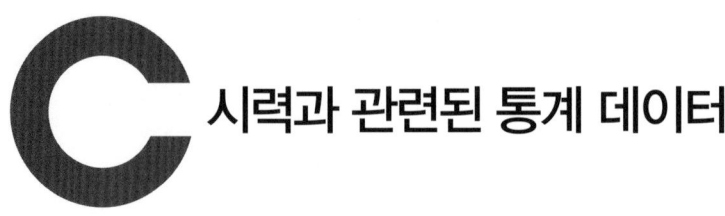
시력과 관련된 통계 데이터

외국 영화나 해외 TV시리즈물 속 일본인 캐릭터를 보면 신기할 정도로 안경을 끼고 있는 경우가 많습니다. 왜 그렇게 하나같이 안경을 끼고 있나 불만스럽게 생각하다가도 막상 필자 주변을 둘러보면 안경 낀 사람들이나 노안 및 시력감퇴로 고민하는 사람들이 정말 많다는 것을 깨닫게 됩니다.

다른 나라에 비해 유독 일본은 실제로 눈이 나쁜 사람이 많은 국가입니다. 4명 중 3명이 고도근시라고 할 정도이며, 주요 선진국 중에서도 근시 비율이 가장 높은 나라입니다. 이러한 사실은 일본문부과학성에서 발표한 최근 학교보건통계조사(2013년)를 통해서도 알 수 있습니다. 이 자료는 먼저 나안시력(안경이나 콘택트렌즈 등을 사용하지 않고 측정한 시력)이 1.0 미만인 학생의 비율(초등학생부터 고등학생까지)을 조사한 결과입니다. 2003년과 2013년도의 통계자료를 비교해 보면 각각 초등학생은 25.6%에서 30.52%로, 중학생은 47.8%에서 52.79%로, 고등학생은

60.0%에서 65.84%로 증가하였습니다. 고등학생의 경우, 2010년도 조사에서 잠시 55.64로 내려간 적이 있긴 하지만 다음 해에 다시 60.93%로 훌쩍 높아졌습니다.

이처럼 시력이 저하되고 있는 청소년 수가 해마다 증가하고 있습니다. 중학생 중에서는 절반 이상이 1.0 미만이라는 사실도 역시 간과할 수 없는 부분입니다.

[시력이 1.0 미만인 아동 및 청소년 비율]

	2003년	2008년	2013년
초등학생	25.60%	29.87%	30.52%
중학생	47.80%	52.60%	52.79%
고등학생	60.00%	57.98%	65.84%

※출처: 2013년 일본학교보건통계조사 자료

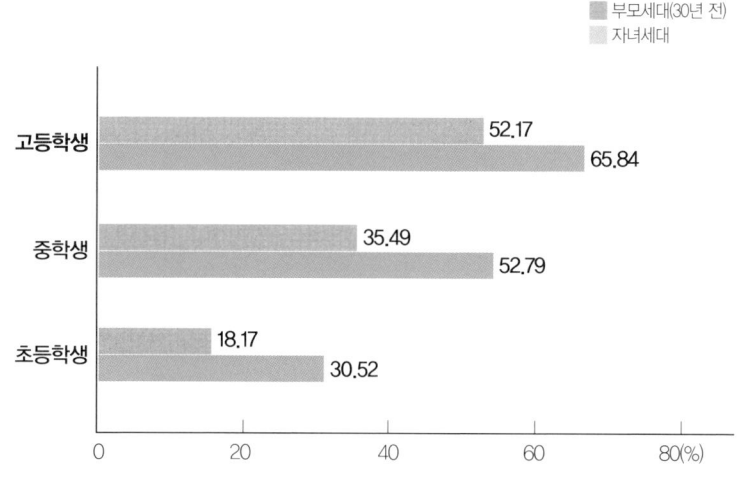

[시력 1.0 미만인 인구의 세대별 비교]

학교보건통계조사 자료 중에는 지금의 부모세대가 청소년이었을 때와 지금의 자녀세대를 비교한 자료가 있습니다. 30년 전, 시력 1.0 미만이었던 학생의 비율을 보면 초등학생은 18.17%, 중학생은 35.49%, 고등학생은 52.17%로 현재보다 약 10~20% 낮은 것으로 나타났습니다.
　눈이 나빠진 청소년이 현재 많이 증가하였다는 사실은 달리 말하면 이 청소년들이 그대로 성장하게 되면 눈이 나쁜 성인이 된다는 것을 뜻합니다. 즉, 시력이 점점 나빠지고 있습니다.

갈수록 늘어나는 시력감퇴 인구

이런 통계자료가 아니더라도 필자 역시 하루도 빠짐없이 환자들과 만나면서 눈 관련 문제를 호소하는 분들이 늘어나고 있음을 피부로 느끼고 있습니다. 필자가 클리닉을 개원한 2001년 무렵에는 눈 질환을 호소하는 환자들의 대부분이 30대였는데 지금은 연령대와 상관없이 수치 자체가 급격히 증가하였습니다.

2000년 전후는 개인용 컴퓨터(인터넷)가 급격하게 보급되기 시작한 시기로 직장이나 집에서 컴퓨터 모니터를 계속 봐야 하는 사람들이 늘어나는 시기와 정확히 일치합니다. 또한 시력이 1.0 미만인 고등학생이 60%를 돌파하게 된 2011년은 스마트폰 보급이 본격화된 시기와 맞물립니다.

그리고 지난 몇 년간은 가성근시를 호소하는 어린이 수가 증가하는 추세입니다. 필자의 클리닉에도 부모님 손에 이끌려 오는 초등학생 수가 눈에 띄게 증가했습니다. 이는 휴대형 게임기의 대중화와 어린 시절부터 공부하느라 가까운 곳만 바라보고 먼 곳을 바라보는 습관이 줄어들었기 때문이라는 것은 어렵지 않게 추측할 수 있습니다.

현재 환자들이 앓고 있는 눈 질환을 살펴보면 30~40대에서는 안구피로와 안구건조증이 가장 많고, 40~50대에서는 유루증(눈물흘림증)을, 60대 이상에서는 백내장을 앓는 분들이 많아지고 있습니다.

30~40대 사이에 안구피로가 급증하는 이유는 앞에서 설명한 것과 같이 업무 때문이건, 개인적인 이유에서건 컴퓨터 모니터나 스마트폰 화면을 쉼 없이 보게 되었기 때문입니다. 컴퓨터나 스마트폰, 휴대용 게임기 등을 보고 있는 동안에는 시선 이동이 거의 없고 눈 깜박임 횟수도 줄어듭니다. 이로 인해 안구 내에서 같은 근육을 계속해서 사용하게 되고, 해당 근육은 긴장 상태가 되어 굳어지면서 안구피로를 느끼게 되는 것입니다.

또한 저녁이 되면 시야가 흐릿해지는 '저녁 노안'이라는 증상은 안구 모양체의 피로로 인하여 초점을 조정하는 수정체가 제 역할을 하지 못하기 때문에 발생합니다.

눈이 사물을 보는 원리

우리의 눈은 종종 카메라에 비유되곤 하는데, 어떤 원리로 사물을 보게 되는지 간단히 설명해 보겠습니다.

우리 눈에서 렌즈에 해당되는 각막과 수정체를 통과한 빛(사물의 상)은 안구 깊숙한 곳에 있는 망막에서 상을 맺게 됩니다. 여기서 망막은 카메라에 비유하자면 필름에 해당됩니다. 이때 초점을 맞춰주는 역할을 하는 것이 수정체입니다. 우리의 뇌는 빛이 들어오는 신호를 받게 되면 모양체라고 하는 근육을 움직여 수정체의 두께를 변화시키고 초점을 맞춰가며 원근을 파악합니다. 그리고 망막에 투영된 사물의 모습(상)은 전기 자극으로 바뀌어 시신경을 거쳐 뇌로 보내집니다.

[안구 각 부위의 명칭]

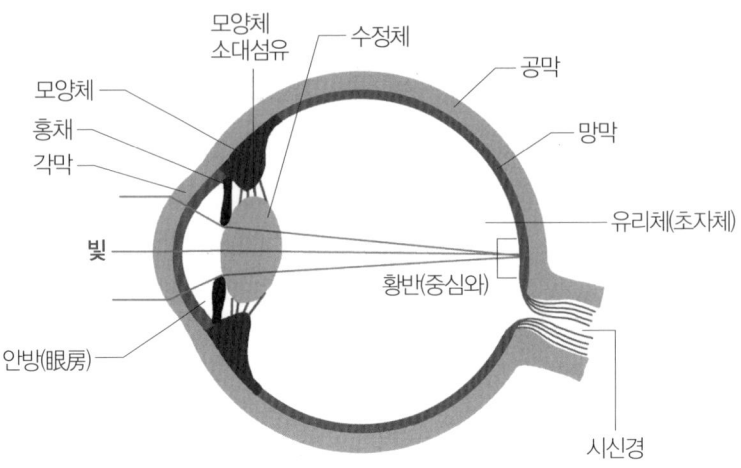

각막과 수정체에서 조정된 빛(내가 본 사물의 상)은 유리체를 지나 망막에 도달하게 됩니다. 근시나 원시는 망막 위에서 초점이 맞춰지지 않는 상태를 뜻합니다.

[안구를 지탱해 주는 6개의 근육]

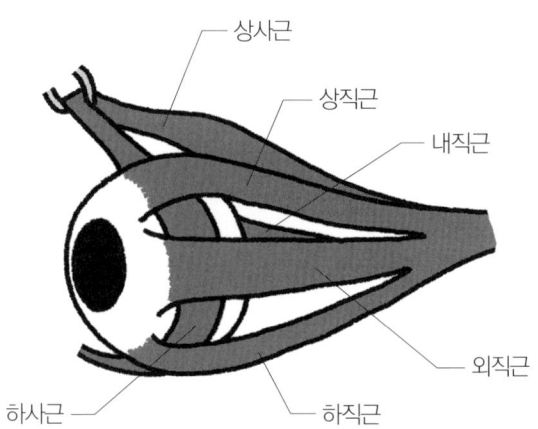

그리고 안구를 지탱해 주는 6개의 근육(안근)이 있습니다. 이 근육들이 있기 때문에 안구를 상하좌우, 대각선 방향 등 자유자재로 움직일 수 있습니다.

안구는 우리가 활동하고 있는 동안에 끊임없이 움직입니다. 자는 동안에도 렘수면(REM sleep, 몸은 자고 있으나 뇌는 깨어있는 상태의 수면) 시에는 급속한 안구 운동이 이루어지므로 무의식 상태에서 안근을 사용하게 됩니다.

초점이 잘 조절되지 않아 사물의 모습(상)이 망막에 도달하기도 전에 망막 앞쪽에서 상이 맺히는 것을 '근시(먼 곳이 잘 안보임)'라고 하고, 망막을 지나쳐 망막 뒤쪽(깊은 곳)에서 상이 맺히는 것을 '원시(가까운 곳이 잘 안보임)'라고 합니다.

그리고 모양체가 제대로 안 움직여 초점을 조정하는 수정체의 기능이 떨어지게 되면 가까운 곳이 잘 보이지 않게 되는데 이런 상태를 '노안'이라고 합니다.

눈을 혹사시키는 현대인

안구피로 다음으로 많이 호소하는 증상이 바로 안구건조증에 따른 불편함입니다. 안구건조증이 발생하는 원인으로는 몇 가지 경우를 생각해볼 수 있는데 그 중에서도 눈 깜빡임 횟수가 감소한 것이 가장 큰 원인입니다.

우리가 눈을 감았다가 뜰 때마다 눈물샘에서 눈물이 분비되어 안구 표면을 덮어 줍니다. 이는 자동차의 앞유리에서 와이퍼가 움직이면서 유리면에 붙어 있는 이물질을 제거하는 것과 같은 이치입니다. 이때 눈물은 안구 내에서 균일하게 퍼지므로 눈이 건조해지는 것을 막고 안구에 붙어 있는 먼지나 잡균을 씻어내 줍니다. 이외에도 눈물은 각막에 산소와 영양분을 공급하기도 하고 각막 표면을 매끄럽게 유지해 주므로 사물을 잘 볼 수 있게 하는 역할도 합니다.

그런데 업무상 컴퓨터 모니터를 오래 봐야 하는 경우나 한 곳에 시선을 집중해야 하는 경우 등에는 눈 깜빡임 횟수가 극도로 줄어듭니다. 눈을 사용해야 하는 작업에 오랫동안 집중하고 있으면 눈 깜빡임 횟수는 휴식 상태일 때의 1/4 정도까지 줄어듭니다. 눈을 한 번 깜빡이고 다음 번 눈을 깜빡일 때까지의 간격이 길어지면, 즉 오랫동안 눈을 뜨고 있게 되면 수분량이 부족해져서 안구 표면이 마르기 시작합니다. 그런데 이러한 안구건조증을 방치하게 되면 안구 대사에 영향을 주게 되고, 그로 인해 노폐물 배출에 문제가 생길 수도 있습니다. 한 곳만 바라보는 행위는 그만큼 안구 근육이 오랫동안 긴장 상태를 유지하게 된다는 것을 의미합니다.

아울러 안근의 긴장 상태는 건조를 유발하기도 하지만 다른 한편으로는 방수(房水, 눈의 모양체에서 분비되는 액으로 안방수(眼房水)라고도 함) 분비를 과도하게 촉진하기도 합니다. 방수가 과도하게 분비되면 방수가 흘러넘쳐 유루증(눈물흘림증)이 생길 수도 있고, 방수 증가로 인해 안압이 높아지므로 녹내장을 일으킬 위험도 높아집니다. 녹내장은 안구 내부의 압력이 높아지면서 시신경을 눌러 시야의 일부가 깨진 것처럼 보이는 시야결손을 일으키는 질환을 말하는데, 녹내장 증상을 방치하게 되면 실명의 우려가 있으며 실제로 일본인의 실명 원인 1위를 차지하고 있습니다. 또한 방수 과다분비는 투명한 수정체가 탁해지면서 눈앞이 안개가 낀 것처럼 뿌옇고 흐릿하게 보이는 백내장을 유발할 수 있습니다.

우리 눈의 정상적인 안압 기준은 10~21mmHg인데 이 수치를 초과하면 녹내장 진단을 받게 됩니다. 하지만 최근에는 안압 수치가 정상인데도 녹내장 증상이 발생하는 '정상안압 녹내장'이 증가하고 있다는 보고도 있습니다.

시신경이 어느 정도의 안압을 견딜 수 있는지에 대해서는 개인차가 있으나 대체로는 10~21mmHg 정도를 기준으로 삼고 있습니다. 하지만 이미 시신경이 눌려 압박을 받고 있다면 안압이 정상수치 범위 내에 있더라도 녹내장이 될 수 있는 것입니다.

자신의 시야 내에서 이미 결손된 부분이 있어 정상안압 녹내장이 의심

될 경우에는 곧바로 안압을 측정하고 시신경 다발이 압박을 받아서 변형되지 않았는지 여부를 확인하는 '안저검사'를 받는 것이 좋습니다.

또 안압은 비문증과도 관련이 있습니다. 눈이 피곤하면 눈앞에 먼지나 까만 점 같은 뭔가가 둥둥 떠다니는 것처럼 느껴집니다. 이를 비문증이라고 하는데 비문증이 나타나는 원인은 안구 근육이 긴장하여 안압이 제대로 조절되지 않기 때문입니다.

이처럼 안구 근육의 긴장은 안구피로, 안구건조증, 근시, 노안을 비롯한 다양한 눈 질환을 유발하는 주요 원인이 됩니다.

눈은 매일 쉬지 않고 움직이기 때문에 안구 근육에 피로가 쌓이는 것은 당연합니다. 그러므로 젊다고 해서 눈 질환이 발생하지 않는다는 보장이 없습니다.

우리가 운동할 때 평소보다 강도 높은 훈련을 하거나 가슴이나 팔다리 근육을 과도하게 사용하면 다음 날 근육통이 생깁니다. 우리 몸 구석구석에 있는 근육이 다 아픈 것 같고 딱딱해지는 것 같은 이런 경험은 누구나 한 번쯤 해봤을 것입니다.

그래서 이런 근육통을 줄이기 위해 운동 후에 스트레칭을 하며 근육의 피로를 풀어 주기도 하고, 근육통이 생기면 통증이 가라앉을 때까지 해당 부위의 운동량을 줄여 통증이 운동이나 훈련에 미치는 영향을 줄이려고 할 것입니다. 마찬가지로 근육에 의하여 지탱되고 있는 눈도 이와 같은 정리 운동이 필요합니다.

이번엔 피부와 비교해 보는 것은 어떨까요? 요즘 사람들은 하루도 빠짐없이 세수를 하고 나면 스킨이나 로션 등을 발라 피부를 촉촉하게 유지합니다. 특히 겨울철에서는 하루라도 로션을 안 바르면 피부가 건조해지고 거칠어질 것 같은 생각마저 듭니다. 그런데 눈에 대해서만큼은 이렇게 꾸준하게 관리하는 사람이 거의 없는 것 같습니다.

우리 눈도 마찬가지입니다. 30대가 되면 눈에 피로가 축적될 뿐만 아니라 노화가 시작된다고 생각해야 합니다.

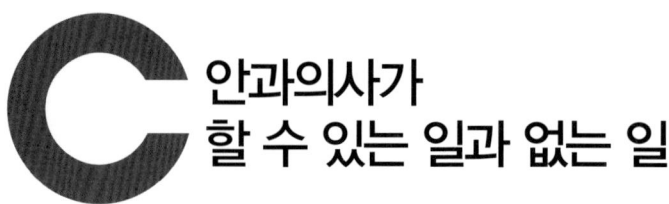

안과의사가 할 수 있는 일과 없는 일

요즘 들어 눈이 시큰거리고 부쩍 침침해진 것 같은 느낌이 들 때 어떻게 하십니까? 정도에 따라 다르겠지만 대부분 안과에 가서 일단 진찰을 받은 뒤 안약을 처방받거나 약국으로 바로 가서 시판용 안약을 구입하는 경우가 가장 많은 것 같습니다. 하지만 유감스럽게도 안약은 눈 질환에 대한 근본적인 해결책이 되진 못합니다.

안과의사가 안약을 처방하는 것은 내과에서 타박상에 파스를 처방해주는 것과 비슷합니다. 그런데 안구피로나 안구건조증처럼 외과적인 조치가 필요하지 않은 증상에 대한 즉각적인 방법으로 안약(및 인공눈물) 외에 딱히 없는 것도 사실입니다.

문제는 안약을 습관적으로 남용한다는 데 있습니다. 눈이 건조해지지 않으려면 안약을 끊임없이 사용해야 한다는 것이 문제가 됩니다. 따라서 안구피로나 안구건조증이 느껴질 때 손쉽게 안약을 선택하는 것은 위험한 행동입니다.

백내장 수술도 어떤 의미에서는 근본 치료가 아닌 증상에 대한 대처법이라 볼 수 있습니다. 눈이 뿌옇게 보이는 증상, 즉 투명해야 할 수정체에 백탁 현상이 나타나는 근본적인 원인은 해결하지 않고 안구 렌즈만 교체하기 때문에 머지않아 교체한 렌즈가 다시 맞지 않게 되면 재수술이 필요하게 됩니다. 카메라에 비유하자면 본체와 렌즈 둘 다 상태가 안 좋은데 렌즈만 교체하는 것이라고 생각하면 이해가 쉬울 것입니다.

또한 안경을 착용하는 것도 안경 렌즈라는 도구에 의존하여 사물을 잘 볼 수 있도록 해놓은 것에 불과하므로 이 역시 대처요법이라고 할 수 있습니다. 안경을 쓰면 시력이 더 떨어진다는 설은 이미 널리 알려져 있는데, 사실 일리가 있는 말입니다.

시력이 나빠졌어도 멀리 있거나 가까이 있는 사물을 보고 싶다는 지령을 뇌로부터 받게 되면, 우리 눈은 모양체의 기능이 좋지 않더라도 부실한 부분을 보완하면서 초점을 조정하고 그나마 가지고 있는 능력을 최대한 활용하려고 노력하게 됩니다. 하지만 안경을 쓰게 되면 뇌도 안경이라는 보조수단에 의존하게 됩니다. 그러면서 사물을 보려고 하는 뇌의 의지도 약해져 버리는 것입니다.

따라서 시력이 다소 떨어졌다고 해서 어린이에게 안경이나 콘택트렌즈를 쉽게 사용하도록 해서는 안 됩니다. 어린이의 안구 근육은 유연하기 때문에 시력 회복에 대한 유연성이 성인보다 큽니다. 아이들의 시력이 떨어졌다고 느껴진다면 더욱더 제4장에서 소개하는 시력 회복법을 실천할 수 있기를 적극 권합니다.

C 시력이 계속 떨어지는 진짜 이유

시력이 감퇴되거나 눈 질환이 발생하는 원인은 안구 혹사에 따른 안근 피로나 긴장이 대부분입니다. 그래서 최근에는 안구 근육을 단련하는 트레이닝 방법을 소개한 책들이 많이 출간되었고, TV 등을 통해서도 소개되고 있습니다.

실제로 최근에는 자발적으로 눈 운동을 하려는 분들이 많이 늘어났습니다. 전문가로부터 눈 운동 프로그램을 받는 분들도 생겨났고, 뇌신경을 단련하는 시력 교정 트레이닝을 도입한 안과도 생겨나고 있습니다.

이러한 방법들은 안약이나 안경 같은 대처요법과는 다릅니다. 안구 근육과 뇌신경 각각을 활성화하여 눈 질환에 대한 원인을 해결하려는 접근 방식이기 때문입니다. 하지만 사람에 따라 이러한 방법을 통해 효과를 보는 경우와 그렇지 못한 경우가 있는 것도 사실입니다.

필자는 여기서 한 발 더 나아가 눈 질환의 근본적인 원인에 대해 연구하였습니다. 뇌와 시신경의 연계를 물리적으로 강화시키면 눈 질환이 해소될 수 있지 않을까 하는 것에 대한 연구입니다.

필자가 지금까지 환자들을 치료하면서 체험한 바에 따르면 어깨 결림이나 목 결림 증상이 있는 환자는 대체로 예외 없이 눈 질환을 가지고 있었습니다. 이들은 목 부분의 자세가 잘못되어 있어 신경이 지나가는 통로인 경추(목뼈) 1번과 2번이 틀어져 있고, 이것이 시신경을 압박하기 때문입니다.

경추가 뒤틀려서 시신경이 압박을 받고 있는 상태란, 말하자면 물이 흐르는 호스에서 중간 부분이 눌려 물이 잘 흐르지 못하게 되는 것과 비슷합니다. 이처럼 신경 신호 전달이 제대로 이루어지지 않으므로 필요로 하는 충분한 양을 전달할 수 없게 됩니다. 따라서 신경 전달이 제대로 이루어지게 하려면 호스에 막힌 곳이 없어야 합니다.

그 다음에 안구 자체에 각종 운동을 실시해 안구 근육을 단련하게 되면 마침내 소기의 성과를 거둘 수 있게 되는 것입니다.

요컨대 경직된 안구 근육을 풀어주는 운동, 또는 뇌신경과 눈의 연계를 단련하는 방법은 결국 안구를 지탱하는 토대인 시신경이 원활하게 제 기능을 할 수 있도록 개선한 다음의 이야기라는 것입니다.

이제 눈 질환을 일으키는 근원 중에 '시신경 압박'이 존재한다는 사실이 어느 정도 이해가 될 것입니다.

한편 '근시는 유전된다'는 설도 자주 회자되는 말입니다. 일본인의 경우에는 옛날부터 근시 비율이 높았기 때문에 근시가 유전이라는 설은 왠지 설득력 있어 보입니다.

하지만 시력이 감퇴되는 비율은 앞에서도 언급했지만 계속 증가하고 있는 추세입니다. 근시가 유전이라는 설이 사실이라면 증가 비율이 일정 수치에서 멈췄을 텐데, 통계자료를 살펴보면 시력감퇴를 경험하고 있는 인구는 계속 증가하고 있습니다.

1964년 당시, 일본문부과학성의 조사 발표 결과에 따르면 1949년을 기준으로 시력이 1.0 미만인 학생의 비율은 초등학생 6%, 중학생 9%, 고교생 12%였습니다. 그런데 1963년이 되자 비율이 급증하여 각각 12%, 21%, 34%가 됩니다.

이 결과만 보더라도 컴퓨터나 스마트폰이 등장하지도 않은 아주 오래전부터 일본인의 근시 비율이 증가하고 있다는 것을 알 수 있습니다. 결국 생활환경 중에 눈을 나쁘게 하는 다른 요소가 있다고 밖에 생각할 수 없을 것 같습니다.

척추가 굽은 사람은 눈이 나쁘다?

영화나 외국 드라마에 일본인으로 등장하는 캐릭터는 신기할 정도로 비슷한 특징을 보입니다. 예컨대 메이지 시대(1868년~1912년)에 일본에 머물렀던 프랑스 풍속화가 조르주 페르디낭 비고(Georges Ferdinand Bigot)의 작품에 등장하는 일본인들은 대체로 안경을 끼고 있습니다. 또한 최근 전 세계적으로 인기를 끌고 있는 미국 TV 드라마 '히어로즈' 속 일본인 역시 안경을 끼고 있습니다.

옛날이나 지금이나 변함없이 일본인은 눈이 나쁘다는 이미지가 강합니다. 그런데 이런 고정관념이 생긴 데에는 그럴 만한 이유가 있지 않을까요?

필자는 어린 시절, 부모님으로부터 자세가 나쁘면 눈도 나빠진다는 말을 자주 들었습니다. 필자의 부모님도 같은 말을 들으며 자랐다고 합니다. 부모님이 초등학교에 다니던 시절에는 등이 굽은 채로 공부하면 선생님께서 등에 자를 넣어서 등을 펴고 수업을 듣게 할 정도로 자세를 교정하게끔 하는 일이 아주 흔했다고 합니다. 즉, 고양이등 자세를 취하지 못하게 한 것입니다. 이는 구부정한 자세로 공부를 하면 눈이 나빠진다는 걸 경험으로 알고 있었기에 구부정한 자세가 몸에 배지 않도록 하기 위함이었을 것입니다. 그리고 보면 자세의 중요성은 아주 오래전부터 강조되어 온 부분인 것 같습니다.

그 외에도 눈 질환을 개선해 주는 방법으로 '경혈 자극법'이 있는데, 이 또한 오래전부터 전해져 내려오는 방법입니다. 후두부 쪽에서 머리카락과 목의 경계 부분에 있는 경혈은 바로 경추 2번과 맞닿는 부분입니다. 이곳을 따뜻하게 해주면 목 주변의 근육이 이완되면서 신경 압박도 해소됩니다. 이는 곧 경추를 잘 관리해야 한다는 뜻이기도 합니다. 어른들이 아이들에게 잔소리처럼 말씀하시던 '눈 나빠지니까 똑바로 앉아서 책을 보라'는 등의 말은 다시 말하면 자세가 구부러지지 않도록 하여 시신경이 압박받지 않도록 하라는 뜻이 됩니다.

필자가 환자를 치료하고 돌보는 입장이 되고 나서야 비로소 잔소리 같았던 그 말들이 사실은 오랜 세월 경험을 통해 체득한 선조의 지혜였구나 하면서 그 말의 의미를 확실하게 깨닫게 된 것입니다.

세간에 이런 지혜가 전해져 내려오게 된 계기는 주로 좌식생활을 하는 생활환경 특성상 자세가 구부정해지기 쉽기 때문입니다. 일본에서는 바닥에 앉을 때 무릎을 꿇고 앉는 자세를 바른 자세로 여기는데, 이를 정좌라고 부릅니다. 하지만 요즘은 서양의 입식생활이 보편화 되면서 바닥에 앉을 기회가 있더라도 굳이 정좌로 앉으려는 사람은 많지 않습니다.

그럼 요즘에는 어떤 식으로 많이 앉을까요? 남성은 대체로 책상다리(한쪽 다리를 오그린 뒤 다른 쪽 다리는 그 위에 포개어 얹고 앉은 자세), 여성은 옆으로 다리를 포개서 앉는 경우가 많습니다. 그런데 이런 자세들은 몸에 상당히 큰 부담을 줍니다. 책상다리로 앉게 되면 골반이 열리고 척추가 구부러지기 쉬우며, 옆으로 앉게 되면 골반이 뒤틀리기 쉽습니다. 이런 자세가 일상화, 만성화 되면 우리 몸은 균형이 깨지면서 앞으로 굽게 됩니다.

그리고 이런 생활환경적인 요인뿐만 아니라 장시간에 걸친 스마트폰, 컴퓨터, 휴대용 게임기 등의 사용은 목과 어깨를 굽게 만들고 척추 상태를 더욱 악화시킵니다. 컴퓨터나 스마트폰 화면을 보고 있을 때 보통 머리는 항상 정상적인 위치보다 앞쪽으로 쏠리게 되기 때문입니다.

머리의 무게는 약 5kg으로 11파운드짜리 볼링공과 비슷한 수준이라고 합니다. 이 무게가 앞으로 2cm만 기울어져도 등에는 1.3배에 달하는 부하가 걸리게 되고 몸의 균형에 이상이 생기게 됩니다.

이해를 돕기 위하여 볼링공으로 계속 설명해 보겠습니다. 지금 볼링공을 손에 들고 있다고 가정해 봅시다. 볼링공을 몸 쪽으로 바짝 붙여 들고 있으면 무겁기는 하지만 그래도 일정 시간 잘 버틸 수 있습니다. 하지만 팔을 뻗어 몸에서 멀리 떨어트린 상태로 볼링공을 들고 있게 되면 팔에 가해지는 부담이 굉장히 커지므로 잠시만 들고 있어도 무겁고 고통스럽게 느껴집니다.

이와 같은 현상이 우리의 목과 등에서 발생하는 것입니다. 머리가 앞쪽으로 기울면 기울수록 목과 등에 과도한 부담이 가해집니다. 또한 머리 자체의 무게 때문에 머리가 앞쪽으로 더 쏠리게 되고, 이로 인해 등도 앞쪽으로 구부러지듯 쏠리게 되는 것입니다.

이것이 바로 다양한 눈 질환과 관련된 굽은 척추를 유발하는 기본적인 원리입니다.

장시간에 걸친 컴퓨터 또는 스마트폰 사용은 안구 근육을 계속 긴장시킬 뿐만 아니라 구부정한 자세를 유발합니다. 이로 인해 지난 수년간 10~30대 젊은 세대의 근시 비율이 급상승하게 되었을 거라는 사실은 의

심의 여지가 없습니다.

그런데 목과 등이 앞으로 굽는다고 하면 뼈 자체에 문제가 생기는 건 아닐까, 골밀도와는 상관없는 것일까 하고 의문을 갖는 분들도 있습니다. 이에 대해 설명하자면 다음과 같습니다.

우선 골밀도란 뼛속에 있는 칼슘이나 마그네슘 등의 양을 나타내는 지표를 말하는데, 골밀도가 저하되면 뼛속에서 칼슘과 마그네슘이 빠져나가 구멍이 생기면서 뼈가 스펀지처럼 엉성해집니다. 그 결과, 척추가 서서히 둥글게 구부러지기도 하며, 키가 줄어들거나 허리나 등에 통증이 유발되기도 합니다. 이를 흔히들 말하는 '골다공증'이라고 합니다. 골다공증에 걸린 사람은 일본에만 약 1,000만 명에 달하며, 남녀 비율은 약 2:8로 여성 비율이 압도적으로 높습니다. 특히 폐경 이후의 여성에게서 많이 나타납니다.

그런데 이 골밀도는 우리 몸에서 목 부분과 깊은 관계가 있습니다. 목에 있는 갑상선(목 앞 중앙에 있고 앞에서 보면 나비 모양으로 후두와 기관 앞에 붙어있는 내분비기관)이라는 곳에서 나오는 칼시토닌(혈액 속의 칼슘량을 조절하는 갑상선 호르몬)이라는 호르몬이 뼈를 재구축하는 일을 담당하기 때문입니다. 본래 칼시토닌은 칼슘과 인산이 뼈에 잘 정착될 수 있도록 촉진하는 작용을 합니다. 하지만 상체가 앞쪽으로 굽게 되면 목이 압박을 받게 되므로 칼시토닌 분비가 원활하게 이루어지지 않습니다. 따라서 칼슘이나 인산을 제대로 뼈에 정착시키지 못하게 되어 골밀도 저하를 유발하는 것입니다. 결국 생활습관으로 인하여 생긴 굽은 척추를 방치하게 되면 상태는 더욱 악화되기 쉽습니다.

오래전부터 어른들이 우리에게 잔소리처럼 말씀하셨던 자세를 바르게 하라는 말은 결국 건강을 위한 경고였으며, 바른 자세와 시력이 불가분의 관계라는 것을 말해주는 것이었습니다. 그런데 수많은 기술 문명을 접하게 된 현대인은 편리함을 누리는 만큼 자세를 굽게 만드는 다양한 위험에 노출되어 있습니다. 다음 장부터는 구체적인 사례와 대책에 대해 알아보겠습니다.

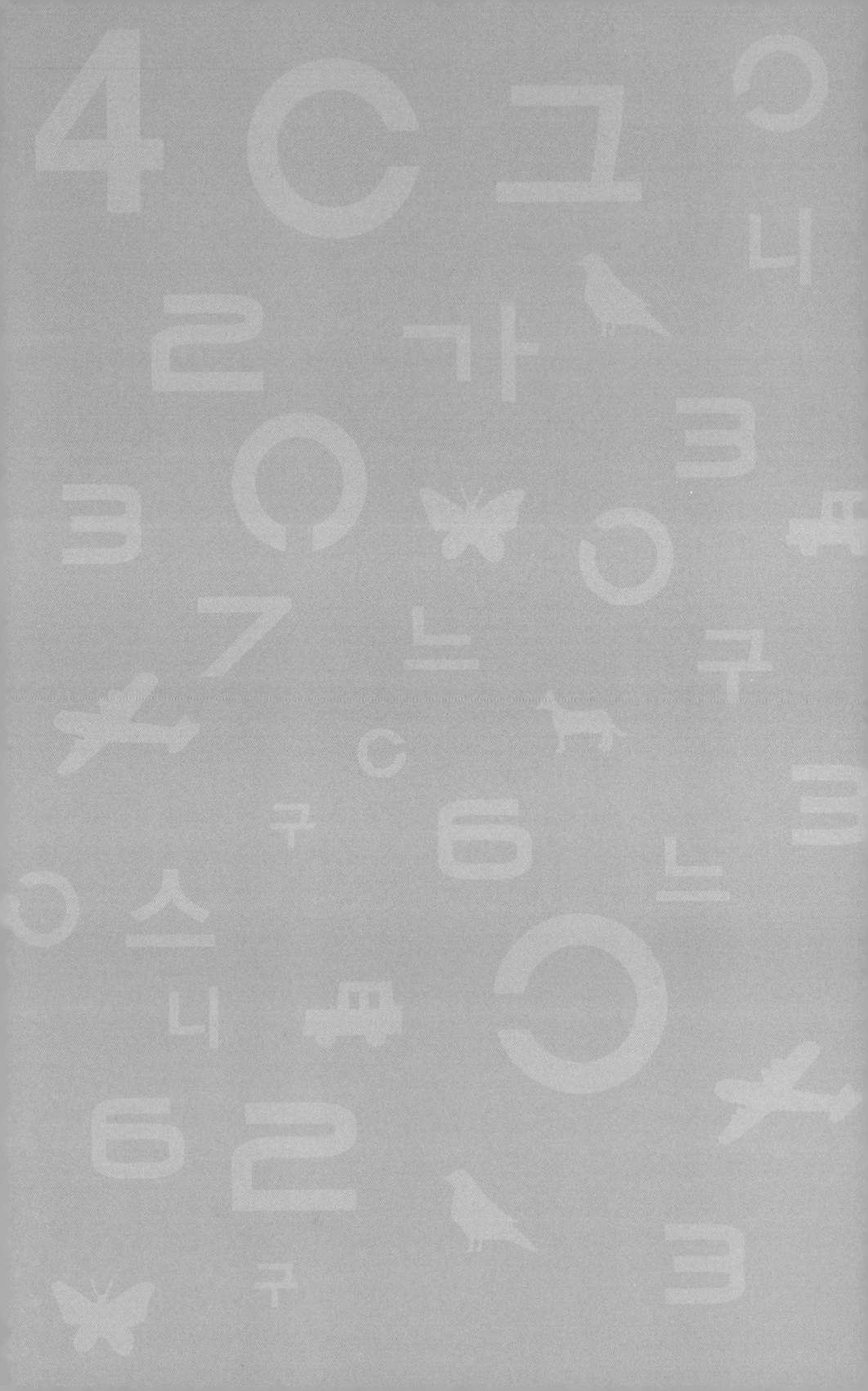

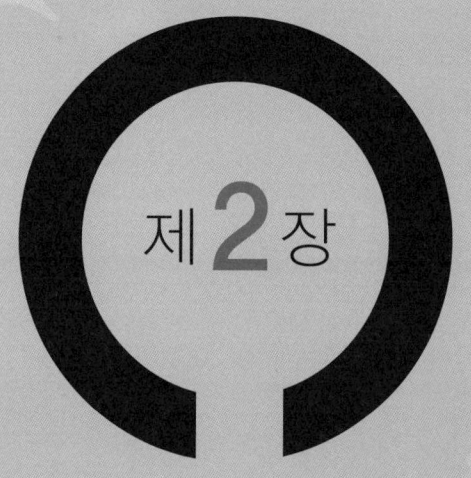

제2장

눈 건강, 척추 교정에 답이 있다

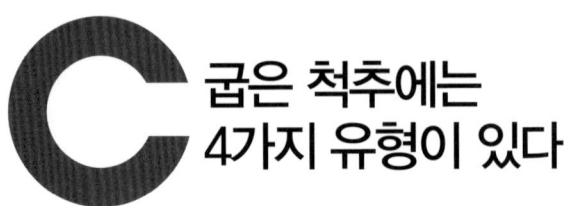

굽은 척추에는 4가지 유형이 있다

굽은 척추를 교정하면 우리 눈은 점점 좋아집니다. 필자는 자세 교정, 특히 척추를 교정하는 전문가로서 비만을 비롯해 다양한 통증을 가진 환자, 운동능력에 대한 고민을 가진 분들까지 약 12만 명 이상의 환자들을 만나 왔으며, 기본적으로 '카이로프랙틱(chiropractic, 손으로 척추를 교정하는 치료법)'에 기반을 둔 시술을 하면서 환자의 증상을 예방 및 개선하기 위해 힘써 왔습니다.

많은 환자를 접하면서 느낀 점은 환자들이 호소하는 증상 중에 눈 질환이 유독 많다는 점이었습니다. 필자의 클리닉에는 근시나 노안, 안구건조증, 비문증, 백내장, 녹내장 등 다양한 눈 질환으로 고생하는 환자들이 내원합니다. 그리고 이 환자들에게 굽은 척추를 교정하는 시술 및 집에서도 실시할 수 있는 체조를 지도하여 높은 치료 효과를 거두고 있습니다.

굽은 척추는 크게 4가지 유형으로 나눌 수 있습니다. 상체에서 어느 부분이 굽어 있느냐에 따라 목과 등, 허리로 나눌 수 있으며, 다시 허리는 굽은 방향이 앞쪽인지 뒤쪽인지에 따라 나눠집니다. 두 곳 이상이 함께 구부러진 복합 유형도 있습니다.

1 ⟫ 목이 굽은 유형(일자목)

C자형으로 배열되어 있어야 하는 경추가 일자 형태로 된 것을 말합니다. 머리가 전방으로 쏠려 있는 듯한 상태로 거북목이라고도 합니다. 목이나 어깨 결림을 자주 느끼곤 합니다.

2 ⟫ 등이 굽은 유형(새우등)

척추 중에서 유독 등 부분이 동그랗게 구부러진 상태로 위장을 압박하게 돼 위장 기능이 나빠집니다.

3 ⟫ 허리가 굽은 유형(일자허리)

척추 중에서 요추(허리뼈) 부근이 뒤쪽으로 밀려난 상태입니다. 요통을 호소하는 분들이 많습니다.

4 ⟫ 허리가 굽은 유형(과도한 S라인 허리)

앞의 3가지 유형과는 달리, 요추가 복부를 향해 굽어 있습니다. 허리가 오목하게 굽어 복부가 앞으로 볼록하게 튀어나오며 반대로 등 부분은 뒤쪽으로 밀려나가게 됩니다.

일자목이나 새우등, 일자허리는 일반적으로 많이 알려진 유형입니다. 그러나 과도한 S자 허리 라인을 그리며 척추가 복부 방향으로 굽은 4번째 유형은 언뜻 보기에 아무 문제가 없는 것처럼 느껴져 무시하기 쉽습니다. 정상적인 체형이 아닌가 하는 생각이 들기 때문입니다.

이제부터는 이러한 유형을 진단하는 방법에 대해 살펴보겠습니다. 자신이 어떤 유형에 속하는지 확인해 보시길 바랍니다.

[SELF TEST]
당신의 척추는 어떤 유형인가요?

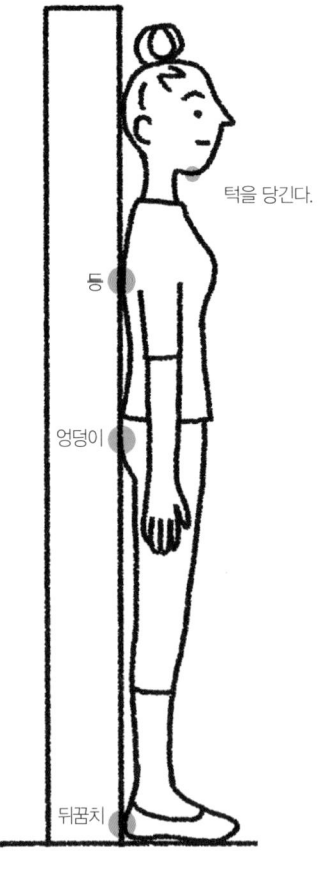

벽에 등을 대고 선 다음 엉덩이와 뒤꿈치를 각각 벽에 붙입니다. 그리고 자신의 가슴 부분이 시야에서 언뜻 보일 정도로 턱을 당겨 줍니다.

❶ **목이 굽은 유형(일자목)**
턱을 당겨도 머리 뒷부분(후두부)이 벽에 닿지 않는다.

❷ **등이 굽은 유형(새우등)**
턱을 당기면 허리가 휜다.

❸ **허리가 굽은 유형(일자허리)**
허리 라인과 벽이 나란하게 일치하면서 딱 붙고, 벽과 허리 사이에 손바닥이 잘 들어가지 않는다.

❹ **허리가 굽은 유형(과도한 S라인 허리)**
허리와 벽 사이에 손바닥이 쑥 들어가고 공간이 넓다.

❺ **복합 유형**
위 4가지 유형 중에 2가지 이상에 해당된다.

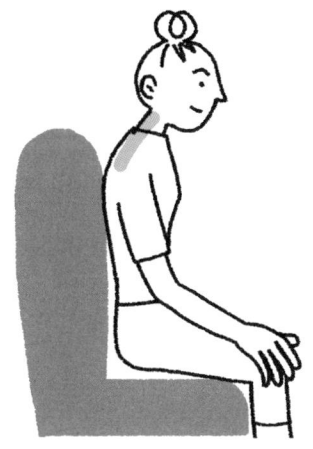

일자목의 특징

목이 심하게 앞쪽으로 굽은 상태로 목이 일자 라인을 그리며, 목 결림이나 어깨 결림 등의 통증이 나타나는 경우가 많습니다. 시력감퇴나 눈 질환으로 직결되는 유형입니다.

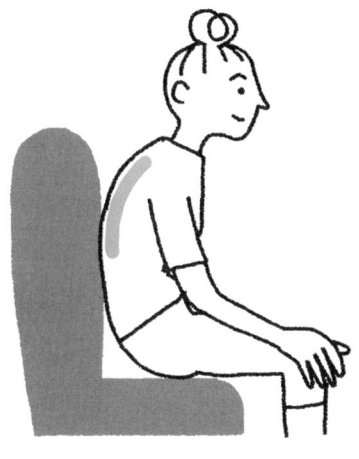

새우등의 특징

어깨 아래쪽 등 부분이 다소 동그랗게 굽어 있기 때문에 척추 라인 중심에 있어야 할 목이 앞쪽으로 쏠리면서 목에 커다란 부담을 주는 유형입니다. 역시 시력감퇴 및 눈 질환이 발생하기 쉽고, 가슴을 숙이게 되면서 위가 압박을 받으므로 소화가 잘 안 되거나 위통을 유발하기도 합니다.

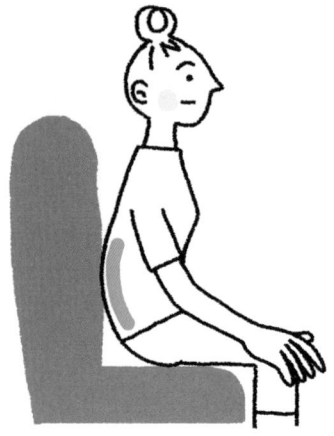

일자허리의 특징

허리 주변의 척추가 굽은 유형으로, 의자에 앉을 때 굽은 모습이 눈에 띕니다. 요통을 느끼는 경우가 많습니다.

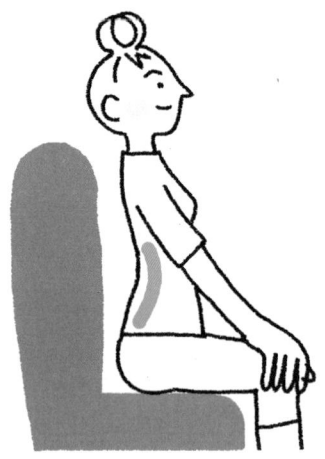

과도한 S라인 허리의 특징

허리가 몸의 전면(복부 방향)을 향해 심하게 휘어 있는 유형으로 자신의 허리가 굽었다는 사실을 인지하지 못하는 경우가 대부분입니다. 허리가 정상적인 S라인보다 과도하게 앞쪽으로 휘어 있어 몸의 균형을 잡기 위해 머리를 앞으로 내밀게 되므로 일자목이나 새우등으로 발전하기 쉽습니다.

실제로 30~40대 여성에게서 압도적으로 많은 증상이 바로 허리가 복부 방향으로 휘어 있는 4번째 유형입니다. 여성은 남성에 비해 복근이나 배근(背筋)이 약해서 골격의 균형이 잘 잡히지 않습니다. 그렇기 때문에 허리가 복부 방향으로 굽어지는 과도한 S라인 허리가 되기 쉽습니다.

뒤에서 다시 상세하게 설명하겠지만 앞의 4가지 척추 유형 중 눈 질환과 직접적인 관계가 있는 증상은 목이 앞으로 심하게 굽은 일자목과 등이 둥글게 굽은 새우등입니다.

그렇다고 해서 허리가 굽은 유형이 눈 질환과 관련이 없다는 것은 아닙니다. 왜냐하면 허리가 앞쪽이든 뒤쪽이든 일단 굽게 되면 이것이 원인이 되어 목과 등이 굽는 증상으로 발전할 가능성이 있기 때문입니다.

예를 들면 허리가 앞으로 밀려난 과도한 S라인 허리일 경우에 복부가 앞으로 볼록하게 튀어 나오는데, 이 상태에서는 몸의 전체적인 균형을 잡기 위해 머리를 앞쪽으로 내밀게 됩니다. 즉, 과도한 S라인 허리가 원인이 되어 일자목이나 그 외의 다른 유형도 쉽게 유발될 수 있는 것입니다.

결과적으로 우리 몸 전체의 굽은 자세를 교정해 나가야만 비로소 굽은 척추 교정을 할 수 있게 됩니다.

C 굽은 척추와 눈의 관계

 그런데 굽은 척추를 바르게 교정하면 눈 질환이 좋아지는 이유는 무엇일까요?

 제1장에서 간단하게 설명한 바 있지만 굽은 척추는 경추의 뒤틀림을 유발하여 시신경을 압박합니다. 시신경이 눌려 압박을 받게 되면 눈 건강이 근본적으로 저하되므로 다양한 눈 질환이 나타나게 됩니다.

 우리의 목은 옆에서 보면 알파벳 C자 모양과 비슷합니다. 하지만 머리를 자꾸 앞으로 숙이는 습관이 오래 지속되면서 무게 중심이 앞으로 쏠리게 되면 C자 모양이 점점 반대로 변하게 됩니다. 즉, 새우등과 비슷한 곡선을 그려 나가는 상태가 되는데 이것이 바로 일자목, 일명 거북목이라고 부르는 상태입니다.

 우리 몸을 옆에서 바라보면 척추가 S자 모양으로 되어 있는 것을 알 수 있는데, 이는 척추가 머리를 지탱하기 위함입니다. 하지만 머리를 앞으로 숙이게 되면 몸의 균형을 잡기 위하여 신체의 축이 변하게 됩니다. 등을 구부리지 않고서는 머리를 지탱할 수 없기 때문입니다. 이것이 바로 새우등이라고 부르는 상태입니다. 말하자면 일자목 유형과 새우등 유형은 한 세트라고 할 수 있습니다.

목에는 머리를 지탱해 주는 경추가 있는데 총 7개로 이루어져 있습니다. 위에서부터 순서대로 경추 1번, 경추 2번 식으로 부릅니다. 그리고 우리 몸에 있는 운동신경이나 지각신경은 뼛속의 공간에서 보호를 받으며 몸 전체로 뻗어 나갑니다.

그리고 경추나 요추의 뼈와 뼈 사이에는 추간판이라는 조직이 있습니다. 이 추간판은 우리가 흔히 말하는 디스크를 의미하는데, 적절한 탄력을 갖고 있어 운동신경이나 지각신경이 뼈에 직접 닿지 않도록 하는 쿠션 역할을 합니다.

하지만 경추 1번과 2번에는 추간판이 존재하지 않습니다. 일상생활을 하다 보면 고개를 위아래로 움직이거나 좌우로 돌려야 하는데 그러기 위해서는 가동영역이 넓어야 합니다. 다시 말해, 목을 움직이려고 할 때 추간판이 있게 되면 오히려 움직임을 방해할 수 있기 때문에 추간판이 존재하지 않는 것입니다.

실제로 목 관절은 약 45~50도까지 움직일 수 있다고 합니다. 특히 경추 1번과 2번은 목의 다양한 움직임을 담당하고 있는데, 약 74도까지 움직일 수 있습니다. 달랑 5도밖에 못 움직이는 허리 관절에 비하면 정말 대단히 유연한 관절입니다.

하지만 뒤집어 생각하면 경추 1번과 2번은 신경을 보호해 주는 쿠션이 없으므로, 큰 충격을 받기 쉬운 부위이기도 합니다. 그리고 이 대목이 중요한데, 눈의 기능을 담당하는 시신경이 경추 1번과 2번 사이를 통과한다는 점입니다.

[경추의 위치]

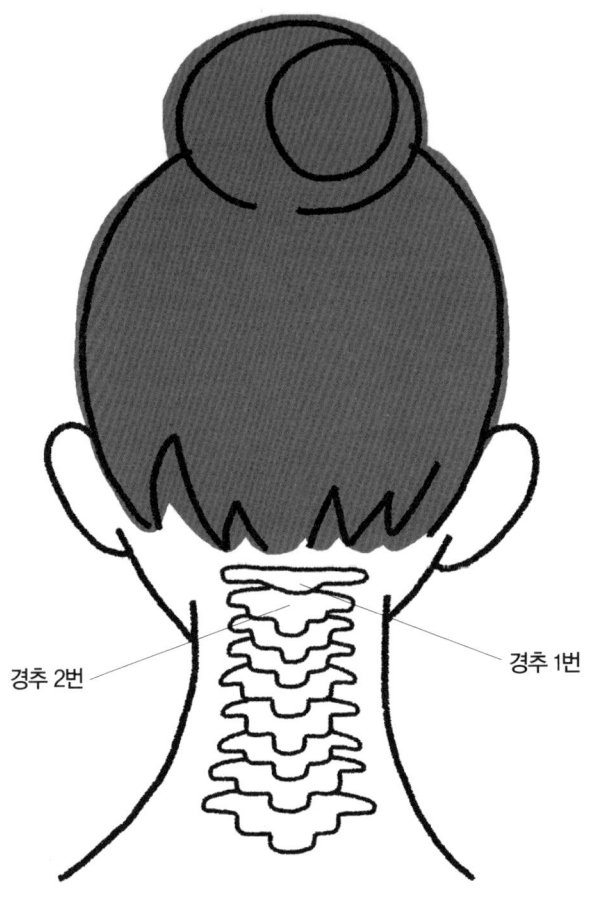

경추 1번과 2번은 흔히 말하는 뒷머리 아래, 움푹 들어간 곳에 있으며 이곳 주변에 시신경이 자리 잡고 있습니다. 그런데 경추 1번과 2번이 틀어지게 되면 시신경이 압박을 받아 시력감퇴나 그 외의 눈 질환들을 유발하게 됩니다.

머리나 목이 만성적으로 앞으로 굽어 있는 일자목 유형이 되면 바로 경추 1번과 2번 사이, 즉 시신경이 통과하는 길이 좁아지게 됩니다. 게다가 쿠션 역할을 하는 추간판마저 없으므로 시신경이 압박을 받게 되어 시신경 전달에 문제가 발생할 수 있습니다.

시신경은 우리 눈 안에 있는 모양체라고 불리는 근육을 조절하는 역할을 하는데, 쉽게 말해 눈을 뜨거나 감을 때 그리고 멀리 있는 사물을 보거나 가까운 사물을 볼 때 눈의 초점을 조절해 주는 중요한 기능을 합니다. 즉, 눈에 있어서 가장 근본적인 기능을 담당하고 있습니다.

그런데 굽은 척추로 인해 시신경 전달에 문제가 생기면 이러한 조절 능력이 제 기능을 하지 못하게 되므로 시력감퇴가 발생할 수 있습니다. 반대로 시신경 전달이 원활해지면 모양체의 유연성이 높아집니다. 따라서 초점 조절 능력도 원활해지고 가까이 있는 사물이나 멀리 있는 사물도 정확하게 볼 수 있게 됩니다. 쉽게 말해 근시나 원시 증상이 완화되는 것입니다. 또한 근시나 원시의 균형이 무너진 상태가 노안이므로 노안 증상도 자연스럽게 개선됩니다.

최근에는 눈 건강에 관한 관심이 높아지면서 시중에서 안구를 움직이는 눈 운동에 관련된 서적을 자주 볼 수 있습니다. 이 책들을 살펴보면 평소에 잘 사용하지 않는 안구 근육을 움직여서 눈의 균형을 조정하게끔 유도하는 방법들이 대부분입니다. 이러한 방법은 분명 효과는 있지만 안구 근육이라는 측면만 다룬다는 점에서 한계가 있을 수밖에 없습니다.

필자 또한 제5장에서 눈 운동법에 대한 내용을 다루겠지만, 단순히 눈 운동 자체에만 머물지 않습니다. 일자목으로 굳어버린 자세를 함께 교정해 나가면서 동시에 안구를 움직이도록 하므로 기대치 않은 커다란 효과를 경험할 수 있습니다.

필자의 클리닉을 찾았던 한 여성 환자(O씨)은 근시 때문에 콘택트렌즈를 착용하고 다녔는데, 업무상 컴퓨터를 사용하는 시간이 많았고 눈의 피로와 목, 어깨 결림도 심해서 필자의 지도로 굽은 척추 교정 체조를 시작하게 되었습니다.

그녀는 체조를 시작한 바로 그날 눈이 시원해지는 것을 체험하게 되었고, 그 후에는 하루도 빠짐 없이 꾸준히 실천하였습니다.

그녀는 업무 중에 눈이 피로하다고 느낄 때마다 체조를 했다고 합니다. 그러자 불과 1주일 만에 근시가 조금씩 개선되었습니다. 콘택트렌즈를 착용한 상태에서 오른쪽 0.8, 왼쪽 1.0이었던 시력이 1.0, 1.2까지 회복되었던 것입니다.

그녀의 자녀 역시 함께 굽은 척추 교정 체조를 실천하고 있는데, 모두 효과를 보기 시작했다면서 당분간은 꾸준히 실천해나갈 계획이라고 합니다.

C 급격하게 증가 중인 안구건조증

굽은 척추를 교정하게 되면 시력만 회복되는 것이 아닙니다. 척추가 곧게 펴지면 시신경 전달이 원활해지고 눈에서는 모양체가 제 기능을 발휘하게 되므로 방수도 정상적으로 분비할 수 있게 됩니다.

앞에서 이 방수가 과도하게 분비되면 유루증(눈물흘림증)이 생긴다고 했는데, 반대로 방수 분비가 심하게 감소하면 안구건조증이 생깁니다. 안구건조증은 안구 표면에 뻑뻑함, 건조함, 이물감 등의 증상이 나타나는 것을 말하는데, 이로 인해 눈을 뜨고 있는 것 자체가 힘들어지기도 합니다. 그런데 유루증과 안구건조증 모두 시신경 전달이 원활해지면 개선할 수 있습니다. 안구건조증 증상이 나타났을 때 인공눈물을 넣거나 안약을 넣어도 완벽히 치료가 안 되는 이유는 이런 방법이 근본적인 원인을 해결하는 것이 아니라 증상을 억제하는 대처법밖에 되지 않기 때문입니다.

일전에 한 여성 환자(F씨)가 내원한 적이 있습니다. 그녀는 목과 어깨 결림, 두통을 앓고 있었는데 처음에는 눈 질환에 대해 아무런 언급이 없었습니다.

그런데 시술을 받기 시작하고 자세를 교정해 나가면서 결림 증상이나 통증이 해소되기 시작하자 그녀는 그동안 눈이 굉장히 건조했었는데 좋아진 것 같다는 말을 하는 것이었습니다. 자세를 교정하게 되자 자연스럽게 안구건조증도 호전된 것입니다.

그녀처럼 안구건조증이나 안정피로(眼精疲勞, 눈의 피로를 안과학적으로 일컫는 용어. 건강한 사람에 비해 쉽게 피곤하고 압박감, 안구통증, 두통, 시력감퇴 등의 증상을 유발하는 상태)를 유발하는 진짜 원인은 굽은 척추에 있다는 사실을 처음부터 이해하는 환자는 거의 없습니다. 이 사실을 들어도 믿지 않는 분들도 적지 않습니다.

환자 입장에서는 처음 듣는 이야기라 별로 와 닿지 않을 수도 있으므로 필자는 일단 환자가 직접 체험해볼 수 있도록 합니다. 환자를 시술하여 굽은 척추를 교정하고, 집에서도 체조를 하도록 해 눈에서 어떤 변화가 나타나는지 경과를 확인하게끔 합니다.

그렇게 하자 자신이 겪고 있던 눈 질환이 자연스럽게 사라지거나 완화되는 경우가 많아졌습니다. 실제로도 시술 이후 또는 체조교실 강좌 이후에 기대하지도 않았는데 눈 질환이 좋아져 정말 놀랐다고 말씀하시는 분들이 셀 수 없을 정도로 많습니다.

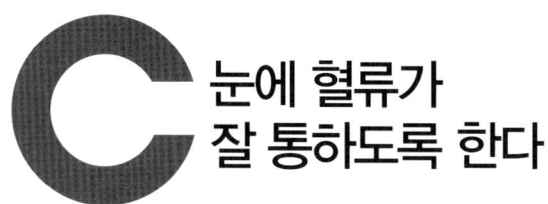
눈에 혈류가 잘 통하도록 한다

시신경을 압박하던 문제를 없애면 눈의 혈류가 좋아진다는 점도 짚고 넘어갈 필요가 있습니다.

우리 몸 속 신경과 혈관은 나선 모양으로 연결되어 있습니다. 신경과 혈관은 상호 깊이 연관되어 있으므로 신경 기능이 좋아지면 혈류도 좋아지고, 혈류가 나빠지면 신경 기능도 저하됩니다. 요컨대 굽은 척추를 교정하여 시신경 전달이 원활해지면 눈의 혈류도 동시에 좋아집니다. 그리고 혈류가 개선되면 혈액을 타고 충분한 영양(산소)이 눈에 공급됩니다.

눈의 대사 기능을 높이기 위해서는 충분한 산소 공급이 반드시 필요합니다. 대사란 알기 쉽게 말하면 배출 및 순환 기능을 말하는데, 대사 기능이 좋아지면 눈 안의 불필요한 노폐물이 원활하게 배출됩니다. 따라서 굽은 척추를 교정하여 혈류의 흐름을 원활하게 해주면 노폐물 축적 때문에 발생하는 비문증에도 효과적입니다.

제1장에서 경추에 대한 설명을 하면서 뒷머리 아래쪽의 움푹 들어간

곳을 따뜻하게 하는 건강법에 대해 잠시 언급하였습니다. 이곳은 바로 경추 2번이 있는 곳입니다. 이곳을 따뜻하게 해 혈류를 원활하게 해주면 시신경 작용이 촉진됩니다. 우리가 경험을 통해 알고 있는 건강법들도 알고 보면 이렇게 논리적인 것들이 많습니다.

필자의 환자 중 한 여성 환자(Y씨, 81세)는 몇 년 전부터 신문을 볼 때 글자가 잘 보이지 않고 안구 깊숙한 곳에서 통증이 느껴지기 시작했습니다. 또한 백내장 증상도 있었고, 눈앞에 참깨나 실 같은 이물질이 떠다니는 것 같은 비문증 때문에 고생하고 있었습니다. 게다가 현 상태를 그냥 방치하면 백내장 증상이 계속 진행되어 수술이 필요할 수 있을 거라는 진단을 받았다고 했습니다.

필자는 그녀에게 교정 시술을 시작하였고 집에서도 체조를 실시할 수 있도록 지도하였습니다. 규칙적인 체조를 한 후부터 그녀의 안구 증상에 변화가 나타났습니다. 신문 글씨가 또렷하게 보이기 시작했고, 눈앞에 떠다니던 실 같은 이물질도 자연스레 사라진 것입니다. 체조를 실천하기 전후의 시력을 비교하였더니 0.4까지 떨어졌던 시력도 0.6으로 향상되었고, 컨디션이 좋을 때는 0.8까지도 볼 수 있게 되었습니다.

비문증부터 노안까지 안구와 관련된 증상들이 굽은 척추를 교정하면서 해소되었던 좋은 사례였습니다.

C 백내장 및 녹내장 증상이 호전되다

백내장과 녹내장은 눈 질환 중에서도 중대 질환에 속합니다. 필자는 이런 질환도 근본적으로는 목이나 등 부분의 척추가 굽었기 때문이라고 생각합니다. 다시 말해 등이 새우등 모양으로 굽게 되면서 발생하는 증상으로, 코르티솔(cortisol, 급성 스트레스에 반응해 분비되는 물질로, 스트레스에 대항하는 신체에 필요한 에너지를 공급해 주는 역할을 함)이라는 호르몬 분비에 장애가 생겼기 때문입니다.

구체적으로 설명하자면 등이 굽게 되면 척추신경 6번부터 9번(대내장신경)의 신경 전달이 정체되므로 코르티솔의 분비가 나빠집니다.

코르티솔은 '빛 조절 호르몬'이라고도 하는데, 백내장에서 자주 나타나는 증상인 시야가 흐릿해지거나 뿌옇게 보이는 증상과 관련이 있습니다.

[척추와 백내장의 관계]

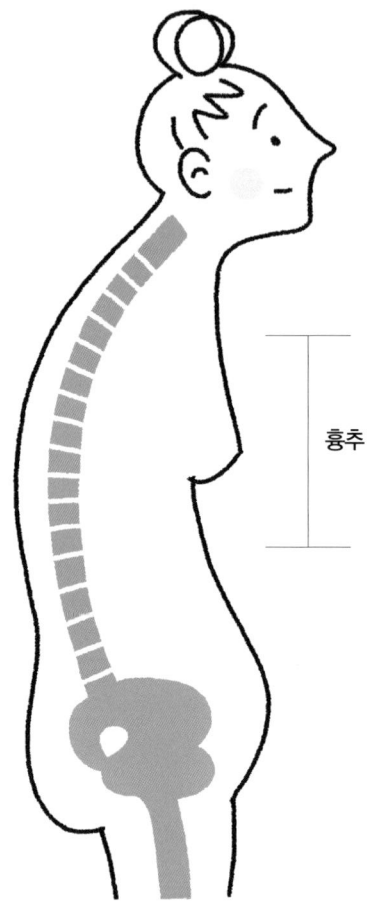

척추는 경추, 흉추, 요추로 이루어져 있으며, 위의 그림은 척추를 간략하게 나타낸 것입니다. 경추는 1번부터 7번, 흉추는 1번부터 12번, 요추는 1번부터 5번으로 나눌 수 있습니다. 코르티솔 분비와 관련된 신경은 흉추 6번부터 9번 위치에서 나옵니다.

다시 말해 새우등 유형의 척추를 교정하게 되면 코르티솔이 충분히 분비될 수 있도록 도와주므로 백내장의 제반 증상까지 해소할 수 있습니다. 굽은 척추와 코르티솔 분비량과의 연관성에 대해서는 아직 학계 내에서 의견이 분분합니다. 하지만 필자가 전문적으로 담당하는 카이로프랙틱 분야에서는 새우등 유형의 척추를 교정하면 코르티솔 분비를 도와줄 수 있는 것으로 보고 시술을 행하고 있습니다.

예컨대 약 3년 전에 안과에서 백내장 진단을 받았던 한 여성 환자(K씨) 역시 새우등 유형의 척추를 교정함으로써 안구 관련 증상을 퇴치할 수 있었습니다.

그녀는 시야가 흐릿하고 뿌옇게 보이는 증상이 심해 백내장 진단을 받은 상태였는데, 당시 사물이 겹쳐 보이는 증상도 보였다고 합니다. 병원에서는 수술을 권유했는데 눈 수술에 대한 심한 공포감 때문에 망설이고 있었다고 합니다. 그래서 혹시 수술 이외의 방법은 없을까 모색하던 중에 필자를 찾아온 것이었습니다.

필자는 그녀에게 클리닉에서 실시하는 교정 시술과 눈을 따뜻하게 하는 온열 마사지를 정기적으로 실시하였습니다. 그렇게 3번의 시술을 실시하자 눈에서 변화가 나타났습니다. 가물거리고 흐릿하던 증상이 완전히 해소되었고, 안과에서도 이 정도면 수술할 필요가 없을 것 같다는 진단을 받게 된 것입니다. 교정의 효과를 안과에서 확인해준 셈이었습니다.

안과에서 백내장으로 진단받게 되면 증상의 정도에 따라 다르겠지만 진행이 많이 된 경우에는 수술을 권유받게 됩니다. 수술 효과를 부정할 생각은 없지만 조금이라도 자신의 노력으로 개선 효과를 볼 수 있다고 한다면 이보다 더 좋은 것은 없을 것입니다.

한편 시신경 전달 능력이 원활해지면 모양체가 제 기능을 발휘할 수 있게 되므로, 눈에서 나오는 방수 같은 체액의 분비가 정상화된다고 앞에서 설명한 바 있습니다. 녹내장은 방수 분비에 이상이 생겨 안압이 상승하는 증상인데, 이로 인해 시신경에 장애가 생기고 시야가 좁아지거나 최악의 경우에는 실명에 이르기도 합니다.

또한 노안이 진행될 경우에는 모양체 근육이 위축되면서 이와 동시에 방수의 흐름도 나빠집니다.

이때 굽은 척추를 교정하게 되면 모양체 근육의 움직임을 바로잡을 수 있어 안압을 낮추는 것도 가능해집니다. 안압이 낮아지면 녹내장 특유의 증상인 시야결손을 회복하는 효과도 클 것으로 생각됩니다.

4~5년 전에 필자의 클리닉을 찾았던 한 여성 환자(M씨)는 안과검진에서 안압이 23~24mmHg로 나와 정상치를 훌쩍 넘겼으며, 시야에 일부가 깨진 듯이 보이는 시야결손도 이미 진행 중이라는 진단을 받았습니다.

곧바로 척추 교정을 시작하여 시신경 안압을 낮추는 시술과 눈을 따뜻하게 하여 안구 근육을 유연하게 만들어 주는 치료를 시행하였습니다. 그러자 안압이 17~18mmHg까지 내려갈 정도로 눈에 띄게 낮아졌습니다. 그리고 시야결손도 많이 회복되어 일상생활에는 아무 문제가 없을 정도로 많이 호전되었습니다.

안과에서 녹내장 진단을 받게 되면 안압을 낮춰주는 안약을 처방받거나 상태에 따라 수술을 권유받는 것이 일반적입니다. 그런데 이러한 안과 치료가 효과를 보는 경우도 있지만 기대만큼 안압이 떨어지지 않는 경우도 있습니다. 이런 분들이 필자를 찾아 올 경우 필자는 척추 교정을 권합니다. 안구 자체에 대한 해결 방법이 아니라 다른 접근법을 통해 오랜 세월 자신을 괴롭혀왔던 질환을 해결할 수 있는 실마리를 발견할 수도 있는 것입니다.

눈 떨림 증상이 사라지다

지금까지 근시나 노안, 안구건조증, 비문증, 백내장, 녹내장 등 눈의 대표적인 증상과 척추의 관계에 대해 상세히 설명했습니다.

그런데 이런 대표적인 눈 질환 외에도 최근 수년간 30~40대에서 매우 자주 나타나는 눈 질환이 있습니다. 바로 눈 떨림, 눈가 경련 증상입니다. 이 책을 읽고 있는 여러분 중에도 원인 불명의 눈 떨림 증상 때문에 혹시 몸에 이상이 있는 건 아닐까 걱정했던 분들도 있을 것입니다. 하지만 이 눈 떨림 증상 역시 굽은 척추 때문에 유발될 수 있는 증상입니다.

척추가 굽게 되면 몸의 균형이 깨지므로 음식물을 씹을 때 한쪽으로 씹는 버릇이 생기기도 합니다. 오른쪽으로 씹는 사람은 항상 오른쪽, 왼쪽으로 씹는 사람은 항상 왼쪽으로 씹는 경향이 있습니다. 그런데 이런 습관이 의외로 성가신 문제들을 일으킵니다. 예컨대 한쪽으로 씹는 습관이 오랜 세월 지속되면 턱관절 증상이 유발될 수 있습니다. 턱관절 증상이란 턱을 벌리거나 닫을 때 관절에서 덜거덕거리는 소리가 나거나, 통증이 느꺼지거나, 입이 정상적으로 잘 닫히지 않는 것을 말합니다. 턱관절 증상에는 뇌신경 중에서도 삼차신경이라고 하는 가장 큰 뇌신경이 관여하는데, 이곳에 장애가 발생하면 안면에 강한 통증이나 편두통이 나타날 수 있습니다. 아울러 눈 떨림 증상이나 턱관절 증상도 삼차신경 장애에서 오는 것입니다.

　턱관절 증상은 현재 국민질환으로 불릴 정도로 흔한 증상으로, 필자의 클리닉에도 턱관절 증상으로 고생하는 사람들이 상당히 많이 찾아옵니다. 이분들과 통증이나 증상에 대해 자세히 상담하다 보면 어김없이 눈 떨림 증상에 대해서도 말씀하시곤 합니다.

　필자는 턱관절 증상 역시 굽은 척추로 인해 유발될 수 있다는 사실을 설명하고, 굽은 척추를 교정하는 시술을 하고 체조를 지도하고 있습니다. 그 결과, 올바른 자세와 습관이 몸에 배게 되면서 턱관절 증상이 해소되거나, 눈 떨림 증상까지 자연스레 사라진 사례를 많이 접할 수 있었습니다.

C 어린이 근시가 해결되다

필자의 클리닉이나 체조교실에는 부모님 손에 이끌려 찾아오는 어린이들이 종종 있는데, 대부분 시력이 안 좋은 아이들입니다. 제1장에서도 설명했듯이 지난 30년 동안 시력이 1.0 미만인 아동 및 학생의 비율은 10~20%나 증가하였습니다. 가령 근시의 원인이 정말 유전이라고 한다 해도 이처럼 근시 인구가 지속적으로 증가하는 현상에 대해서는 명확히 설명할 수가 없습니다. 결국 유전보다는 생활환경의 영향이 크다고 할 수 있습니다.

옛날에는 어른들께서 아이들에게 TV를 볼 때는 꼭 3미터 이상 떨어져서 보라는 말씀을 하시곤 했습니다. 그러나 요즘 아이들에게는 이런 말을 잘 하지 않게 되었습니다. 아이들이 TV보다는 학교나 학원 공부, PC나 스마트폰, 휴대용 게임기 등에 더 집중하게 되면서 예전처럼 3미터라는 안전 범위의 의미가 무용지물이 된 것입니다. 즉, 어린이건 어른이건 눈을 사용하는 방법이 예전과 확연하게 달라진 것입니다.

필자는 지금으로부터 10여 년 전에 치료가라는 직업의 길로 들어섰는데, 그 당시에 비하면 요즘의 10대나 20대는 키가 훌쩍 커졌습니다. 그런데 이 아이들의 자세, 즉 척추는 심각할 정도로 구부정해졌습니다. 이렇게 된 가장 큰 원인은 방금 설명해 드린 컴퓨터, 스마트폰 등의 과도한 사용 때문입니다.

오랜 세월에 걸쳐 머리를 앞으로 내밀거나 숙이는 전두 자세로 고정되면서 척추는 위로 당겨지고 복근은 위축되는 청소년이 엄청나게 많이 증가하였습니다(척추가 위로 당겨지면서 굽게 되므로 척추 근육은 늘어나고, 반대로 복부 근육은 줄어들게 됩니다.).

아울러 아이들의 운동량도 예전보다 현격히 줄어들었습니다. 실제로 청소년의 운동량이 과거의 3분의 1 정도 밖에 되지 않는다는 발표도 있었습니다. 따라서 근력 자체가 너무 약하기 때문에 골격을 지탱하기도 힘듭니다. 그 결과 만성적으로 굽은 척추가 되기 쉬운 것입니다.

그러다 보니 최근에는 성인과 마찬가지로 청소년의 굽은 척추를 교정할 기회가 정말 많아졌습니다. 그 결과, 굽은 척추 교정 체조나 간단한 근육 운동을 지도하면서 청소년의 근시가 개선되는 사례를 다수 체험하였습니다.

예전부터 필자의 클리닉에서 치료 중이었던 S씨는 딸 아이(7세)가 올 초부터 시력이 급격하게 떨어지기 시작했다고 했습니다. 시력검사 결과 우측은 0.2, 좌측은 0.6이었습니다. 검사를 마친 후 의사는 당장 안경을 써야할 정도는 아니지만 책을 볼 때 글씨가 잘 안 보일 수도 있으니 준비하는 편이 좋을 것 같다는 말을 했다고 합니다.

그런데 아이가 안경을 쓰지 않겠다고 떼를 쓰는 통에 어머님이 필자에게 상담을 요청해왔습니다. 필자는 아이에게 굽은 척추 교정 및 안근 운동법을 실시하였습니다.

그러자 불과 1주일 만에 우측은 1.0, 좌측은 1.2까지 크게 회복되어 글씨가 예전보다 잘 보이게 되었습니다. 덕분에 수업시간에 집중도 잘하고 있다는 이야기를 듣게 되어 필자로서는 보람을 느낄 수 있었던 사례이기도 합니다.

사시를 유발하는 원인

최근 몇 년간 근시를 비롯하여 어린이와 청소년들 사이에서 급속하게 퍼지고 있는 것이 바로 '내사시'입니다. 쉽게 말하자면 사팔뜨기 어린이가 급증하고 있습니다. 옛날에는 사시라고 해도 '외사시'인 경우가 많았습니다. 외사시란 검은 눈동자가 바깥쪽을 향하는 상태를 말합니다.

안구를 움직이는 뇌신경은 총 12개로 되어 있습니다. 동안신경은 눈을 위아래로, 활차신경은 사선 방향으로, 외전신경은 바깥쪽으로 각각 움직이도록 합니다. 그런데 이러한 신경 중에 하나가 극단적으로 우위 상태에 놓이면 안구가 해당 방향을 향한 상태에서 돌아오기 힘들어집니다.

아이의 외사시 증상으로 걱정을 안고 필자의 클리닉을 찾아온 부모님이 있었습니다. 아이가 사물의 원근감을 제대로 포착하지 못하거나, 사물이 두 개로 겹쳐 보이는 등의 일상적인 생활의 불편함도 문제였지만, 가장 큰 문제는 양쪽 눈이 다른 방향을 향하고 있다는 것이었습니다. 이로 인해 이따금 학교에서 왕따를 당한 경험을 가지고 있었기에 부모님의 걱정이 이만저만이 아니었습니다.

또한 사시가 있는 아이들은 타인과의 의사소통을 부정적으로 여기는 경우도 있어 정신적으로 큰 부담을 갖게 되기도 합니다.

예전에는 내사시보다 외사시 증상을 보이는 어린이가 많았기 때문에 필자의 클리닉에도 외사시 증상의 자녀를 데리고 찾아오시는 부모님이 이따금 있었습니다.

사시는 유전되는 것으로 선천적인 증상이라고들 하지만, 필자가 몸담고 있는 분야에서는 '목의 극단적인 전경(굽은 목) 자세'에 초점을 맞춰 시술을 합니다. 목 주변을 흐르고 있는 사시와 관련된 신경이 원활하게 기능을 할 수 있도록 도와줄 수 있기 때문입니다.

언젠가 외사시로 고생하던 10살 어린이가 어머니를 따라 내원한 적이 있었습니다. 이 어린이를 관찰한 결과, 역시 목이 굽어 있는 상태로 확인되어 목을 중심으로 시술을 시작하였습니다. 근시에 비하면 시술에 많은 시간이 소요되는데, 6개월 정도가 지나자 사시가 개선되어 두 모녀가 매우 행복해했던 기억이 있습니다.

요즘 어린이들 사이에 내사시가 많아진 이유 중 하나로 스마트폰과 휴대용 게임기 등의 사용이 빈번해졌다는 것을 들 수 있습니다. 이런 기기들을 자주 사용하면서 눈을 안쪽으로 모으는 운동이 극단적으로 습관화되고, 안쪽으로 모으는 신경만 과도하게 사용하는 경향 때문에 안구 자체가 바깥쪽을 향하는 것이 힘들어진 것입니다.

겉으로 보기에 내사시는 외사시에 비해 사시라는 사실을 알아채기가 쉽지 않습니다. 내사시의 경우 검은 눈동자가 크게 보이므로 그냥 남들보다 눈동자가 크고 동그랗게 생긴 귀여운 눈동자라고 여기고 방치하는 경우가 많습니다.

하지만 사실 내사시가 되면 일상생활에 큰 지장을 받게 됩니다. 구체적으로는 검은 눈동자가 안쪽으로 몰리기 때문에 시야가 극단적으로 좁아집니다.

예컨대 운동장에서 공을 가지고 한창 놀고 있다가 옆에서 다른 공이 날아오면 자신에게는 잘 안보이므로 맞게 되기도 합니다. 이런 사례가 실제로도 아주 많습니다.

필자는 스포츠 트레이너로서의 일도 왕성하게 하고 있기에 혈기왕성한 젊은 운동선수들을 지도할 기회가 많은 편입니다. 그래서 한번은 실력이 뛰어난 여학생 축구팀을 지도할 기회가 있었습니다.

혹시라도 축구 경기장에서 축구 경기를 직접 본 적이 있다면 이해가 쉬울 수도 있는데, 넓은 경기장에서 패스를 하다 보면 공이 옆쪽에서 날아오는 경우가 비일비재합니다. 그런데 학생들을 보고 있자니 옆에서 날아오는 공에 대해 마치 공이 잘 보이지 않는 것처럼 둔하게 반응하는 것이었습니다.

내사시 증상을 가진 아이들이 상상 이상으로 많은 것이 아닐까 하는 생각을 하게 만든 사건이었습니다. 또한 내사시는 안구 움직임이 극단적으로 편중되어 있어서 시야 협착뿐만 아니라 근본적인 시력감퇴까지 일으키게 됩니다.

실제로 눈이 예전만큼 잘 보이지 않는다거나 시야가 좁아지는 듯해서 혹시나 하는 마음으로 병원을 찾는 경우는 많아도, 내사시 자체를 원인으로 여기고 병원을 찾는 일은 거의 없습니다. 내사시라는 사실을 알아차리지 못하기 때문입니다. 하지만 이런 어린이들의 자세를 관찰해 보면 일자 목으로 척추가 굽어 있는 경우가 종종 있습니다.

이따금 필자 강연에 자신의 손자, 손녀들과 함께 오시는 분들이 계십니다. 그런데 제게 소개해 주시면서 종종 이런 이야기를 하십니다. "세상이 달라져서 그런가, 요즘 애들은 옛날이랑 다르게 눈동자도 크고 진해서 눈도 훨씬 크게 느껴져요."

　이럴 때 필자는 혹시라도 내사시일 가능성이 있으니 병원에 가보셨으면 한다는 의견을 반드시 전하려고 합니다. 왜냐하면 그냥 그대로 방치하여 하나의 신경만 계속 사용하게 되면 어른이 된 후에 본격적인 내사시로 진행되는 경우도 있기 때문입니다.

　사시 교정 수술은 안전성 측면에서는 문제가 없다지만 아주 드물게 수술 후에 합병증이 발생하는 경우도 있습니다. 부모님 입장에서는 용기를 필요로 하는 선택일 수 있습니다. 그러므로 근본적인 원인을 이해하고 조기에 적절한 조치를 취하는 것이 가장 중요합니다.

C 더 늦기 전에
스스로 교정하고 예방한다

　필자가 앞에서 설명한 척추가 굽은 유형과는 상관없이 이로 인해 유발되는 증상은 가벼운 것에서부터 심각한 것에 이르기까지 매우 다양합니다. 현재는 굽은 정도가 심하지 않은 것 같아도 그대로 방치하면 정도가 심해져 결국에는 심각한 상태가 되고 맙니다. 더불어 눈이 아리고 따끔따끔하다거나 밤이 되면 가물가물해지는 증상이 나타날 수 있습니다. 이런 안정피로 증상은 목이나 등 부분의 뼈가 변형됨에 따라 발생하는 최초의 눈 질환입니다. 또한 목이나 어깨 결림이 함께 나타나는 분들도 많습니다.

　여기서 굽은 척추가 중증으로 악화되면 눈 질환 역시 중증으로 발전합니다. 근시나 노안, 비문증, 백내장, 녹내장 등의 증상이 나타나기 시작하면서 일상생활에서 불편과 고통을 느끼는 순간이 하나둘 늘어나게 되는 것입니다. 바꿔 말하면 심하지 않을 때 관리를 잘하면 치료 시간을 단축할 수 있을 뿐만 아니라 눈 건강이 심각한 상태에 이르는 것을 막을 수 있습니다.

정도의 차이는 있겠지만 우리는 일상생활의 94% 정도를 앞으로 숙인 자세로 지냅니다. 특히 컴퓨터와 스마트폰의 일상화로 앞으로 숙인 자세를 피할 길이 더 없어졌습니다. 생활환경을 바꾸지 않는 이상 누구든 굽은 척추가 될 수 있으며, 중증의 심각한 상태로 악화될 수밖에 없는 필연적인 생활을 강요당하고 있습니다.

바쁜 일상생활이 온종일 계속되는데 순간순간 내 자세가 어떤지 100% 주의를 기울일 수는 없습니다. 그렇다면 어떻게 해야 할까요? 그건 바로 하루 동안 무의식적으로 숙이고 있는 자신의 상태나 자세에 대한 보상을 해주는 활동을 하는 것입니다. 평소 자신이 취하고 있는 나쁜 자세가 더 이상 몸에 배지 않도록 몸에 걸리는 부하를 줄여주는 것입니다. 이는 이 책을 통해 필자가 여러분에게 전하고 싶은 메시지이기도 합니다. 제4장에서 소개할 체조를 실천하여 굽어 있는 척추를 자신의 노력으로 조금씩 교정해 나갈 수 있기를 바랍니다.

지금부터는 굽은 자세, 굽은 척추를 교정하는 체조를 실천하여 시력을 끌어 올리고, 눈 질환을 개선해 나간 분들의 체험담을 소개해 보려고 합니다.

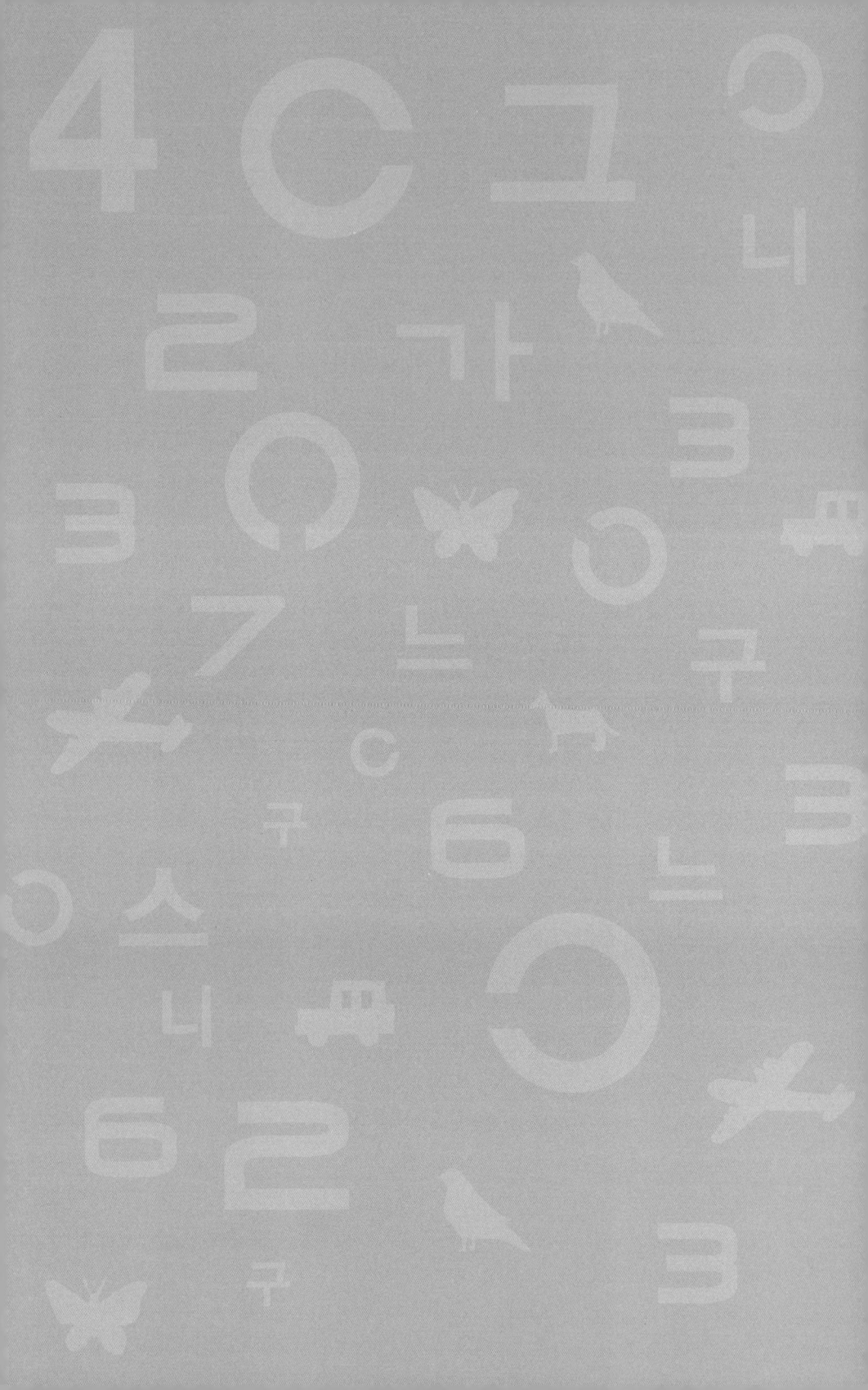

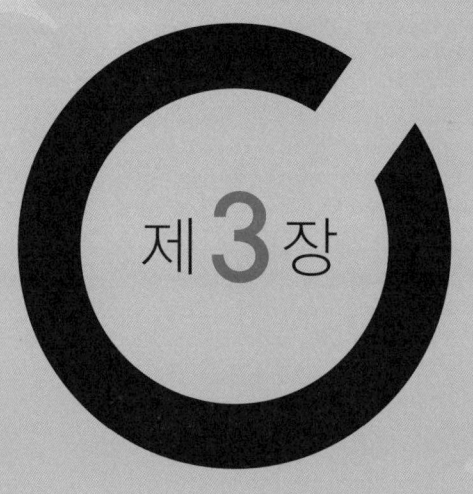

제3장

심각했던 눈 질환, 이렇게 극복했다

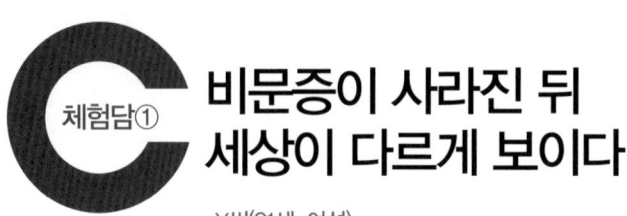

체험담① 비문증이 사라진 뒤 세상이 다르게 보이다

Y씨(81세, 여성)

저는 어린 시절부터 안경을 써왔습니다. 그런데 시력이 심하게 나빠졌다고 느낀 건 환갑이 지난 후부터였습니다. 당연히 노안 때문일 거라 생각했고, 원시가 점점 심해져서 현재는 원근 양용 안경을 끼고 있습니다.

몇 년 전부터는 부쩍 눈이 피곤하고 늘 시야가 흐릿하다는 느낌이 들기 시작했습니다. 심할 때는 신문기사나 약봉투에 쓰인 글자, 슈퍼마켓에서 물건을 사려고 할 때 물건에 적힌 작은 글씨들을 전혀 알아볼 수 없을 정도였습니다.

또 이따금 눈 속 깊은 곳이 아픈 느낌이 들곤 했습니다. 눈 속에 쌀알 크기만 한 무언가가 항상 날아다녔는데, 나중에 알고보니 비문증이라는 질환이었습니다.

안과에서 검사를 받아보니 노화 탓인지 백내장도 진행되고 있다고 했습니다. 수술까지 가는 일은 절대로 원치 않았지만 그렇다고 뾰족한 수도 없었습니다.

그러다 평소 제가 여러모로 신세를 지고 있던 시미즈 선생님의 소개로 클리닉을 알게 되었습니다. 클리닉에서는 눈을 따뜻하게 하는 온열 마사지부터 시작했는데, 대번에 시야가 밝아지는 느낌이 들었습니다.

또한 집에서도 실시할 수 있는 눈을 따뜻하게 하는 온열 마사지와 굽은 척추를 교정하는 체조 등 여러 가지를 배우게 되었습니다. 그 뒤로 저는 매일 아침 눈을 뜨면 곧바로 침대 위에서 체조를 하고 있습니다.

저는 사실 몸의 오른쪽 부분이 자유롭지 못합니다. 그래서 오른쪽 눈의 눈꺼풀이 잘 떠지지 않습니다. 그런데 이 체조를 하고부터는 오른쪽 눈에 힘이 들어가더니 어느 순간 수월하게 뜰 수 있게 되었습니다. 기분이 정말 상쾌해졌고, 세상을 보는 시야 자체가 깨끗해졌습니다.

그 후로도 1개월 정도 체조를 계속하였는데 가물거리던 눈의 증상도 줄어들고, 읽기 힘들었던 작은 글씨도 제대로 보이기 시작했습니다. 그리고 이제는 제가 좋아하는 노래방에서 어려움 없이 화면 속 가사를 보면서 노래를 할 수 있게 되었습니다. 또한 눈의 피로를 느끼는 횟수도 점점 줄어들었습니다.

얼마 전에 시미즈 선생님을 찾아가 시력검사를 받았는데, 예전에는 안경을 쓴 상태에서 0.4였던 시력이 0.6까지 좋아졌습니다. 전부는 아니었지만 0.8 시력의 글자도 맞출 수 있었습니다.

가장 좋았던 것은 날 성가시게 괴롭혔던 비문증, 검은 점이 눈 속을 날아다니는 증상도 말끔히 없어졌다는 것입니다. 눈이 피곤하거나 건조하다고 느낄 때면 항상 안약을 넣었었는데 이제는 그럴 일도 없어졌습니다.

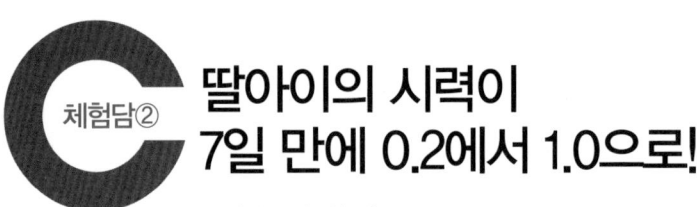

체험담② 딸아이의 시력이 7일 만에 0.2에서 1.0으로!

S씨의 둘째 딸(7세)

둘째 딸아이의 시력이 떨어졌다는 사실을 알게 된 것은 아이 학교에서 참관수업을 하고 난 후였습니다. 학부모 참관 수업을 하던 날, 한창 수업 중인데도 딸아이는 칠판을 보지 않고 딴 데를 보거나 멍하니 있는 것이었습니다.

집에 돌아와 이유를 물어보니 칠판 글씨가 잘 보이지 않아 필기하기가 힘들고 집중하기가 어렵다는 것이었습니다. 어느 순간 갑자기 시력이 떨어진 것 같았습니다.

지난 5월, 학교에서 시력검사가 있었는데 검사 결과 우측이 0.2, 좌측은 0.6으로 나와 안과에 가보는 게 좋겠다는 권유를 받았습니다.

의사 선생님께서는 지금 당장 안경을 쓸 필요는 없지만 앞으로 글씨가 더 잘 보이지 않는다면 안경을 써야 할지도 모르겠다고 하셨습니다. 덧붙여 어린 시절부터 안경을 쓰게 되면 시력이 더 떨어질 수도 있다는 말씀도 해주셨습니다.

엄마인 저나 첫째 딸아이도 안경을 끼고 있지만 둘째 딸은 아직 초등학교 2학년밖에 되지 않았고, 너무 어리기 때문에 안경을 끼면 여러 가지로 불편할 것 같았습니다. 딸아이도 안경은 죽어도 싫다고 떼를 썼습니다.

무슨 좋은 방법이 없을까 고민하던 중 혹시나 하는 마음에 시미즈 선생님을 찾아가 상담을 받게 되었는데, 눈을 따뜻하게 하는 온열 마사지와 굽은 척추를 교정하는 체조, 그리고 눈 체조를 권해주셨습니다. 체조는 대체로 간단하고 쉬운 것들이라 딸아이는 놀이하는 기분으로 실천해 나갔습니다. 그런데 그렇게 매일매일 꾸준히 해나갔더니 불과 1주일 만에 우측시력이 1.0, 좌측시력이 1.2까지 올라가게 되었습니다.

저는 지금껏 자신의 힘으로 뭔가를 치료한다거나 하는 일에는 전혀 관심조차 가져본 적이 없는 사람입니다. 솔직히 선생님이 해주셨던 조언도 그저 반신반의했던 게 사실입니다. 하지만 이번에 딸아이 시력이 극적으로 호전되는 것을 직접 경험하게 되었고, 이런 일이 일어날 수도 있구나 하며 깜짝 놀랄 수밖에 없었습니다.

지금 딸아이는 칠판 글씨를 모두 또렷하게 볼 수 있으며, 수업 시간에도 집중할 수 있게 되었다고 합니다. 그리고 예전에는 시력이 떨어지는 바람에 TV를 봐도 화면 바로 앞으로 가서 보곤 했는데, 지금은 가족과 함께 적정 거리를 두고 화면을 잘 볼 수 있게 되었습니다.

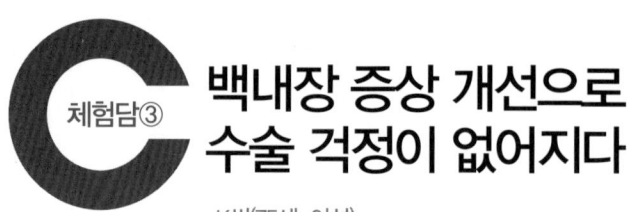

백내장 증상 개선으로 수술 걱정이 없어지다

체험담③

K씨(75세, 여성)

아마도 3년 전일겁니다. 예전에는 또렷하게 보였던 것들이 조금씩 흐릿해 보이기 시작했고, 먼 곳은 그저 멍하게만 보여서 안과를 찾아갔습니다. 그래서 안과를 찾아갔더니 의사 선생님께서는 백내장이라고 하시더군요.

그때부터 안과에서 처방해준 안약을 구입해 넣기 시작했는데, 선천적으로 눈물샘이 커서 그런지 안약을 넣을 때마다 약이 넘쳐 입가로 주르륵 흘러 내려가 입안으로 들어가기 일쑤였습니다. 그 맛이 어찌나 쓰던지 안약을 넣을 때마다 또 입으로 들어가는 게 아닐까 하는 걱정부터 앞서곤 했습니다.

의사 선생님께 말했더니 상태도 좋지 않고 하니 안약을 계속 사용할 것이 아니라 수술을 하는 편이 좋겠다는 말을 했습니다. 솔직히 눈을 수술한다는 건 상상만으로도 너무 무서웠기에 쉽사리 결정을 내릴 수 있는 문제가 아니었습니다. 그래서 다른 방법이 없을까 하고 예전부터 알고 지냈던 시미즈 선생님께 여쭤 보았고, 선생님께서는 굽은 척추 교정과 안구 부위를 따뜻하게 하는 요법을 권해 주셨습니다.

솔직히 수술을 해야 된다는 말까지 들은 마당에 이런 방법으로 증상이 좋아질 거라는 기대는 하지 않았습니다. 다만 지금보다 상태가 더 나빠지지만 않았으면 하는 바람이 더 컸습니다.

그렇게 선생님 클리닉에서 두 번째 시술을 받고 남편이 운전하는 차를 타고 귀가하던 길이었습니다. 그 때 저는 제 증상이 정말 개선되었다는 것을 확신할 수 있었습니다.

전에는 어렴풋하게만 보였던 산의 경치와 그 윤곽이 또렷하게 보이는 것이었습니다. 그 이후 한 번의 시술을 더 받은 후에는 안개가 낀 것 같았던 시야가 완전히 말끔해졌고, 글씨와 TV 화면도 잘 보이게 되었습니다. 마음속으로는 너무나 기뻤지만 혹시 컨디션이 좋은 날에만 이러는건 아닐까 싶어 반신반의했습니다.

그러던 어느 날 정기검진차 안과를 방문하였더니 선생님께서 백내장 증상이 호전되었다며 이런 상태라면 굳이 수술할 필요가 없다는 말씀을 하시는 것이었습니다. 저는 기쁜 나머지 이 사실을 곧바로 시미즈 선생님께 알려 드렸습니다.

현재 저는 지속적으로 좋은 상태를 유지하고 있으며, 정기검진 이외에는 안과를 다니지 않고 있습니다.

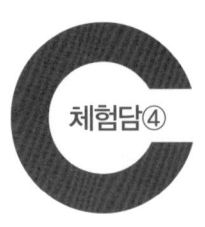

정상으로 돌아온 녹내장 안압, 시야가 넓어지다

M씨(84세, 여성)

제가 굽은 척추 교정 체조를 시작한 건 지금으로부터 약 4~5년 전입니다. 당시에 저는 백내장 증상을 더 이상 방치할 수 없던 상태였고, 수정체 적출술(심한 고도근시나 원시 환자의 수정체를 제거한 후 적절한 인공 수정체를 넣어 시력을 교정하는 수술)이 필요하다는 말까지 들었던 때였습니다.

수술은 피하고 싶었지만 더 이상 지켜볼 수 없는 상태였기에 수술을 받게 되었습니다. 다행히 수술은 무사히 잘 마쳤고, 뿌옇게 안개낀 것 같았던 시야가 한결 깨끗해졌습니다.

그런데 문제는 도무지 떨어질 생각을 안 하는 안압이었습니다. 안압 수치가 24mmHg 정도까지 상승했고, 의사 선생님께서는 녹내장이 진행 중이라는 충격적인 사실을 전해주었습니다. 게다가 시야결손 증상까지 있다고 하셨습니다.

약으로는 안압이 도통 내려가지 않았기 때문에 다른 치료법이 없을까 알아보던 차에 우연히 신문을 보았고, 시미즈 선생님에 대해 알게 되었습니다. 평가도 좋은 편인 것 같아 일단 클리닉을 찾아가 보았습니다.

시미즈 선생님 본인도 척추 교정 체조를 통해 시력이 좋아졌으며 비문증도 완치된 케이스라고 하는데 무슨 말이 필요하겠습니까. 그래서 저 역시 곧바로 선생님께 시술을 받고 집에서도 척추 교정 체조를 하루도 거르지 않고 실천하게 되었습니다.

그리고 한참이 지난 후였을 겁니다. 안과에서 안압을 측정하는데 무려 수치가 18mmHg 정도로 떨어진 것입니다. 그리고 나서도 안압이 계속 조금씩 떨어졌고, 현재는 14mmHg 정도까지 떨어져 안정적인 수치를 유지하고 있습니다. 물론 척추 교정 체조는 지금도 빠짐없이 꼭 하고 있습니다.

시야결손이 발생했던 부분도 예전에 비하면 많이 줄어들어 거의 없어졌다고 해도 무방할 정도로 좋아졌습니다. 일상생활에도 전혀 지장이 없고 TV를 보거나 독서를 하는 것도 문제가 없을 정도입니다.

생각해 보면 나이가 들면서 자세가 점점 굽어지고 척추가 구부정해진 것 같습니다. 하지만 체조를 계속해나가면서 눈 상태가 좋아진 것은 물론이고 자세까지 개선된 일석이조의 효과를 누리고 있습니다.

앞으로도 척추 교정 체조를 꾸준히 실천하여 눈 건강을 유지해나가고 건강하고 활기차게 살 수 있도록 노력하려고 합니다.

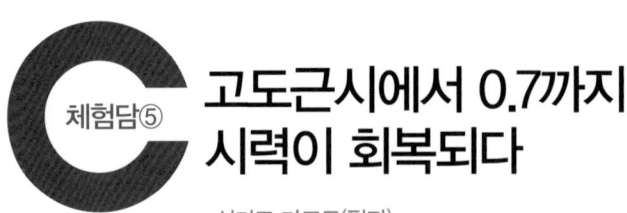

체험담⑤ 고도근시에서 0.7까지 시력이 회복되다

시미즈 마코토(필자)

오래전으로 거슬러 올라가긴 하지만 필자 역시 굽은 척추 교정과 비파뜸(예부터 전해오는 민간요법 중의 하나)을 이용하여 시력이 좋아진 케이스에 속합니다. 필자는 20대 때부터 고도근시였는데, 시력이 가장 낮았을 때는 무려 오른쪽이 0.04, 왼쪽이 0.07까지 되었습니다. 너무 낮은 시력이라 콘택트렌즈는 엄두도 내지 못했고, 돋보기만큼 두꺼운 렌즈의 안경을 끼고 살았습니다.

그러던 어느 날 비파뜸이라는 요법을 접하게 되었고, 그것을 잘 활용하면 시력 회복에 도움이 될 수도 있지 않을까 하는 생각이 들었습니다. 그래서 굽은 척추 교정과 비파뜸 치료를 병행하는 치료를 제 자신에게 직접 시도해보기도 했습니다.

제5장의 경혈 자극법에서 다시 설명하겠지만 비파뜸은 안구 주변의 경혈을 자극해 주는 효과가 있습니다.

필자가 시도한 방법은 굽은 척추 교정으로 시신경을 압박하는 문제를 해소하고, 비파뜸으로 안구 근육을 따뜻하게 하여 긴장을 풀어주는 방법이었습니다. 그리고 이 두 가지 방법을 지속적으로 실시한 결과, 시력이 점차 회복되어 가는 것을 느낄 수 있었습니다.

구체적으로 설명하자면 약 8개월 정도 위의 방법을 지속하였고, 그 결과 시력이 오른쪽 0.3, 왼쪽 0.7까지 회복되어 돋보기 안경에서 탈출할 수 있게 되었습니다. 그리고 드디어 콘택트렌즈라는 걸 낄 수 있는 수준이 된 것입니다.

그리고 또 한 가지, 저에게 비문증이라는 게 있다는 걸 자각하게 된 것은 너무나도 어린 나이인 4살 때였습니다. 밝은 곳을 바라보면 언제나 검고 작은 날파리 같은 물체가 눈앞에 떠돌아 다녔습니다. 문제는 확실한 해결방법이 없었다는 것이었습니다. 그저 오랜 세월 동안 눈에서 느껴지는 불쾌한 증상 정도로 여기며 지내는 수밖에 없었습니다.

그런데 굽은 척추 교정과 비파뜸을 실시한 이후 언제부터인가 찝찝했던 물체가 말끔히 사라졌습니다. 이런 경험들이 저에게 확신을 주게 되면서 눈 질환으로 고생하는 사람들에게 굽은 척추 교정을 권하게 된 것입니다.

또한 필자는 굽은 척추 교정을 통해 바른 자세를 가지게 되었고, 서른 살이 넘었음에도 신장이 7cm나 더 커졌습니다. 이에 대해서는 뒤에서 다시 한 번 이야기하겠습니다.

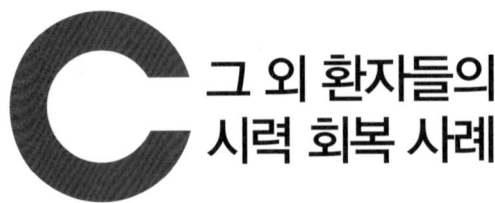

그 외 환자들의 시력 회복 사례

■ Y씨(43세, 여성)

[교정 체조 실시 전 시력] 우측 0.4, 좌측 0.6

20대 후반부터 시력이 떨어지기 시작하였고 최근 들어 밤이 되면 눈이 흐릿해지는 증상 때문에 고생한다고 함. 평소 안약을 자주 사용함.

[교정 체조 실시 후 시력] 우측 0.6, 좌측 1.0

흐릿했던 시야가 탁 트이고 안약 없이도 생활이 가능해짐.

■ S씨(9세, 여성)

[교정 체조 실시 전 시력] 우측 0.6, 좌측 0.8

초등학교 2학년 때 시력검사에서 C등급 평가를 받음. 안경 착용을 해야 한다는 말을 듣고 부모님과 함께 필자를 찾아옴.

[교정 체조 실시 후 시력] 우측 0.8, 좌측 0.8

우측 시력이 향상됨. 시야가 개선되었고 안경 없이도 생활이 가능해짐.

■ Y씨(39세, 여성)

[교정 체조 실시 전 시력] 우측 1.4, 좌측 0.2

어린 시절부터 왼쪽 눈만 시력이 심각하게 떨어졌는데, 뻐근한 것처럼 눈이 자주 아프고 어깨도 무겁게 느껴지는 증상들이 왼쪽에서만 나타남. 그래서 왼쪽 눈에만 콘택트렌즈를 끼고 오른쪽 눈과 왼쪽 눈의 시력을 조정해줘야 할 때가 생김.

[교정 체조 실시 후 시력] 우측 1.4, 좌측 0.4

지금까지 다양한 시도를 해봤어도 시력에 변화가 없었는데 체조를 시작하면서 향상되는 느낌이 들었다고 함. 달력에 있는 작은 글씨들이 눈에 보이기 시작했으며, 꾸준히 시야가 개선되고 있다고 함.

■ K씨(14세, 남성)

[교정 체조 실시 전 시력] 우측 0.8, 좌측 0.7

중학교에 들어가면서 시력이 갑자기 떨어져 근시 때문에 고민. 축구부에서 활동하고 있었기 때문에 안경을 벗고 싶어 함.

[교정 체조 실시 후 시력] 우측 1.0, 좌측 1.0

양쪽 모두 1.0까지 좋아져 축구부 활동에 제약이 없어지니 만족해 함.

■ W씨(16세, 여성)

[교정 체조 실시 전 시력] 우측 0.03, 좌측 0.09

근시와 난시가 있어서 고등학교에 들어갈 때부터 안경을 낌. 눈이 항상 피곤해서 뻐근함을 느끼고, 두통이 자주 생기기 시작하면서 학교를 쉬어야 하는 날도 종종 생김.

[교정 체조 실시 후 시력] 우측 0.1, 좌측 0.1

지금까지 흐리멍덩하던 시야가 많이 밝아진 것 같다고 함. 체조 덕분에 시력이 향상된 것을 실감하는 중이며, 앞으로도 계속해 나갈 계획임.

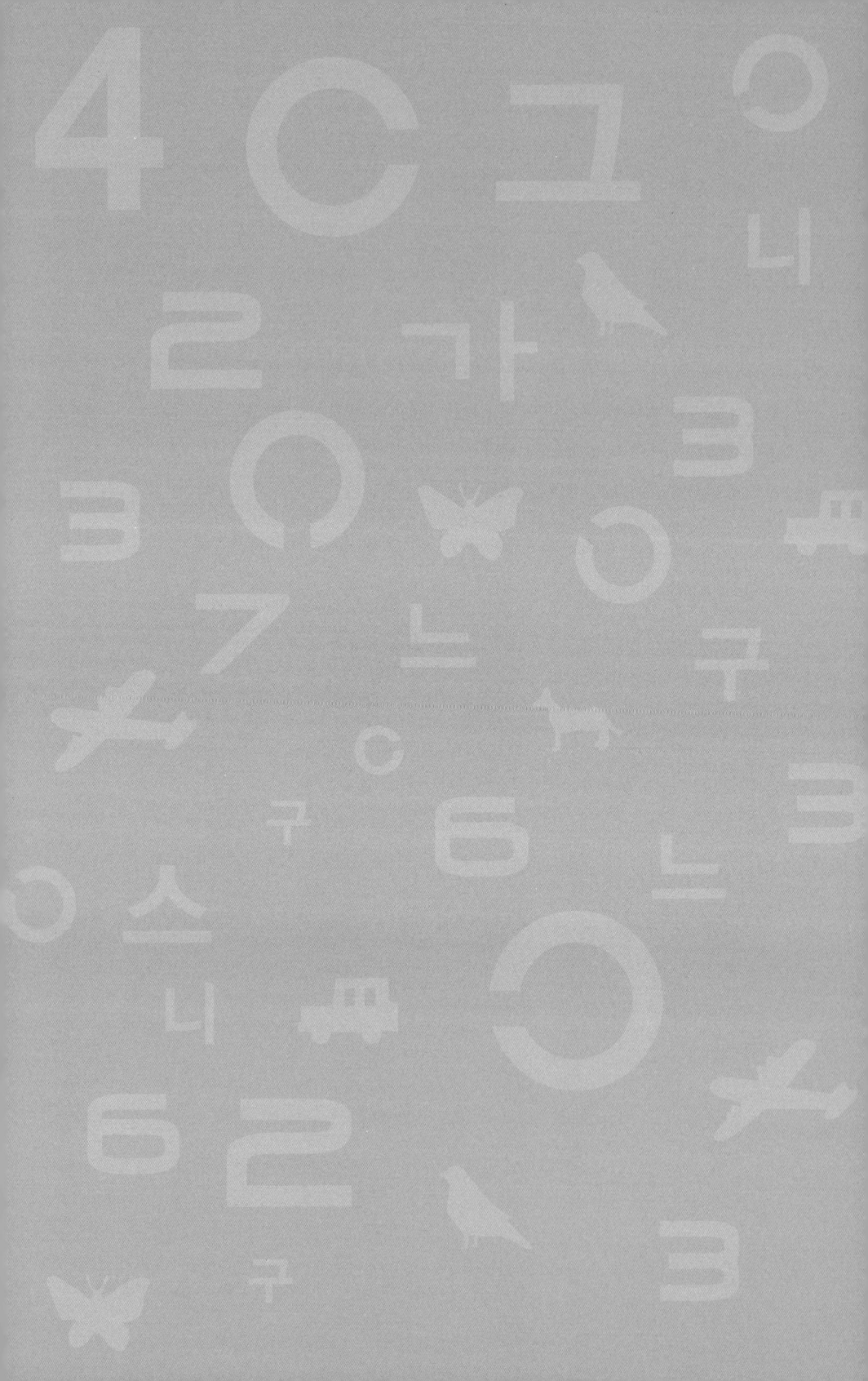

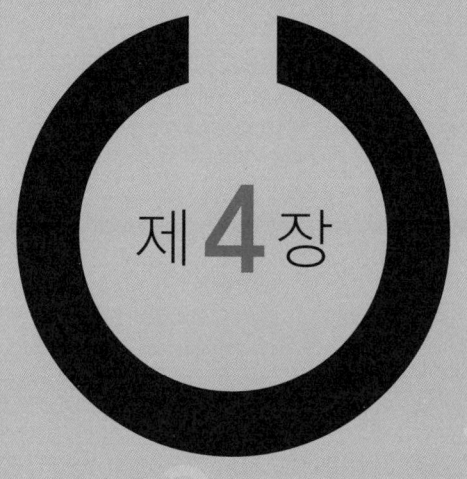

제4장

7일 만에 눈이 좋아지는
척추 교정 체조

굽은 척추 교정으로
건강한 눈 만들기

제1장과 제2장에서는 '굽은 자세, 굽은 척추'의 폐해에 관하여 설명하였습니다. 이를 간단히 요약하자면 굽은 척추가 눈에 안 좋은 이유로는 크게 두 가지를 들 수 있습니다. 첫 번째는 경추가 구부러지면 시신경을 압박하게 되므로 눈이 나빠지게 된다는 것이고, 두 번째는 척추가 구부러지면 빛 조절 호르몬인 코르티솔 분비가 저해된다는 것입니다.

지금까지 필자의 이야기를 빠짐없이 쭉 읽어왔다면 나쁜 자세가 우리 눈에 미치는 영향에 대해 이해할 수 있었을 거라 생각됩니다. 제1장에서는 오늘날 과학적으로 입증할 수 있게 된, 눈과 자세의 관계에 대하여 우리 선조들은 경험적으로 이해하고 있었다고 이야기했습니다.

그럼 이번 장에서는 굽은 척추와 굽은 자세를 교정하여 시력을 향상시키는 구체적인 방법 몇 가지를 소개할까 합니다.

필자가 지도하는 굽은 척추 교정 체조 중 가장 기본이 되는 체조와 척추가 굽은 유형에 맞는 적합한 체조법, 시신경 전달을 촉진하는 체조 등을 뽑아 보았습니다.

또한 현대인들은 평소 자세나 씹는 습관 등에 따라 두개골이 틀어지는 경우가 많습니다. 특히 호흡과 관련된 접형골(머리 바닥의 앞쪽 중앙에 있는 뼈로서 나비가 날개를 펼친 형태와 비슷함)이라는 안와(눈구멍) 아래쪽 뼈가 틀어진 경우가 있습니다.

체조를 하게 되면 이러한 틀어짐을 바로 잡을 수 있고, 안구 자체에 가해지는 압박도 없앨 수 있습니다. 또한 접형골을 바르게 교정하게 되면 좌우 눈높이를 나란히 맞출 수 있으며, 얼굴이 작아 보이는 효과도 볼 수 있습니다.

이런 여러 가지 효과를 볼 수 있는 데 반해 체조 동작은 정말 간단합니다. 작은 노력으로 큰 효과를 볼 수 있으므로 굽은 척추 교정 체조를 자신의 습관으로 만들어 갈 수 있기를 바랍니다.

그럼 지금부터 시작합니다.

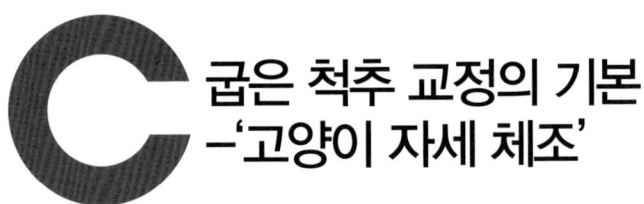
굽은 척추 교정의 기본
-'고양이 자세 체조'

굽은 척추를 교정하여 시력을 높여주는 방법을 순서대로 소개해 보려고 합니다. 굽은 척추 교정의 기본은 바로 '고양이 자세 체조'입니다. 이것은 일본 토라노몬 병원(카이로프랙틱 병원)의 우스다 타쿠마(碓田拓磨) 원장이 굽은 고개와 척추를 자연스러운 S라인 모양으로 교정하기 위하여 고안한 체조법입니다.

돌돌 잘 말아놓은 포스터 종이를 한 번 연상해 보시기 바랍니다. 돌돌 말아놓은 종이를 펴려면 우리는 그 종이를 반대 방향으로 다시 말아 원래 말려 있던 자국을 없애려고 합니다. 이처럼 말아 놓은 종이를 원래대로 다시 잘 펴주는 것이 바로 고양이 자세 체조의 원리라고 생각하면 이해가 쉬울 것입니다.

이를 몸에 적용해 보면 우리는 몸 자체를 앞으로 숙이는 습관이 몸에 배어 있으니 그 반대 방향으로 스트레칭을 해주자는 것입니다.

경추, 척추, 근육, 인대에 기억되어 있는 나쁜 습관을 제거하고, 올바른 형태의 곡선이 생기도록 만들어 주는 동작이 고양이 자세 체조입니다.

　기본적인 고양이 자세 체조는 앉아서도 할 수 있고 서서도 할 수 있습니다. 한창 집안일을 하던 중이나 회사에서 업무를 보는 동안에도 잠시 짬을 내어 실천할 수 있는 체조입니다.

　고양이 자세 체조 중에는 제2장에서 설명했던 굽은 척추 유형(p.46 참조) 별로 실시하는 체조도 있는데, 자세 교정과 더불어 뭉친 근육을 풀어 주는 효과도 있습니다.

　고양이 자세 체조는 1회 실시하는 데 단 3초밖에 걸리지 않습니다. 3초밖에 걸리지 않는 체조를 한 시간에 2번, 하루 20번 이상 실시하는 것이 목표입니다. 하루에 총 5분만 시간을 내면 누구나 할 수 있는 건강 체조입니다. 일상생활을 둘러싼 환경 때문에 몸에 배어버린 굽은 자세, 굽은 척추를 교정하기 위해 고양이 자세 체조를 꾸준히 실시하여 자세를 올바르게 만들고 더 좋은 습관이 몸에 밸 수 있도록 합시다.

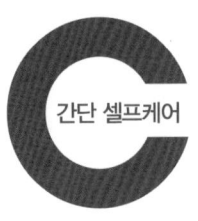 간단 셀프케어 **'고양이 자세 체조' 배워 보기**

[실시 방법]

1번에서 3번까지의 동작은 1회분의 연속 동작입니다. 한 번 할 때 1~2회씩 실시하도록 합니다. 하루에 총 20회 실시하는 것을 목표로 꾸준히 도전해 보시기 바랍니다.

동작 중에 통증이 느껴지는 것 같으면 무리해서 억지로 하지 말고 할 수 있는 범위 내에서만 실시하도록 합니다. 체조는 그림에서처럼 앉아서 해도 되고 서서 해도 무방합니다.

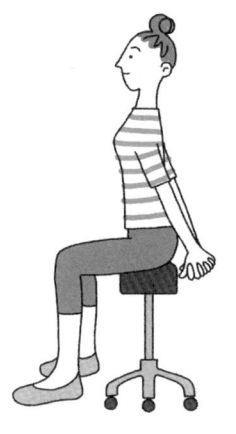

❶ 정면을 바라보고 앉아 양팔을 허리 뒤쪽으로 보낸 다음 깍지를 껴서 손을 잡습니다.

※등받이가 없는 의자를 사용하는 것이 좋습니다.

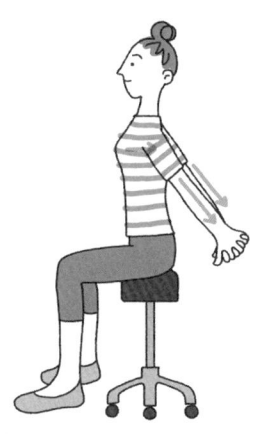

❷ 가슴 부분을 앞으로 내밀고, 등 부분 양쪽에 있는 견갑골(어깨뼈)이 척추와 가까워지는 느낌이 들 정도로 가슴을 크게 열어줍니다. 팔꿈치는 편 상태를 유지하며, 어깨와 견갑골을 가능한 뒤쪽으로 당겨줍니다. 이때 허리가 휘지 않도록 주의합니다.

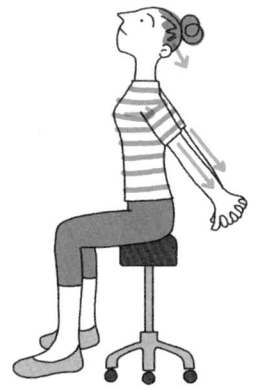

❸ ❷번 자세에서 머리를 천천히 뒤쪽으로 젖히고, 심호흡을 하면서 3초간 정지합니다. 머리부터 어깨, 손의 순서로 천천히 처음 자세로 돌아옵니다.

※감수: 일반법인 일본자세교육협회

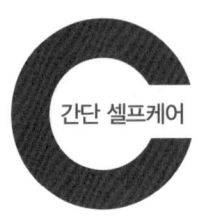# '고양이 자세 체조' 효과를 높이는 호흡법과 동작

고양이 자세 체조 효과를 충분히 끌어내기 위해서는 호흡과 동작을 어떻게 하느냐가 중요한데, 주의해야 할 몇 가지 포인트가 있습니다.

　고양이 자세 체조를 하는 동안에는 호흡을 자연스럽게 계속 유지합니다. 다시 말해 중간에 숨을 멈추지 않도록 합니다. 등 뒤로 손가락 깍지를 끼고 어깨를 뒤쪽으로 당길 때 숨을 내쉬면 몸에 힘이 들어가지 않으므로 어렵지 않게 실시할 수 있습니다.

호흡할 때 주의해야 할 포인트는 다음과 같습니다.
❶머리를 완전히 뒤로 젖힐 때까지는 자연스럽게 호흡합니다.
❷머리를 젖힌 후에는 심호흡을 천천히 합니다.
❸숨을 멈추지 않도록 합니다.

동작을 할 때 주의해야 할 포인트는 다음과 같습니다.

❶고개와 허리가 과도하게 젖혀지지 않도록 주의합니다. 특히 서서 동작을 할 경우에는 허리가 활처럼 휘기 쉬우므로 주의하도록 합니다.

❷목 부분에서 통증이 느껴지지 않도록 하기 위해서는 반드시 어깨를 충분히 뒤로 당겨준 후에 천천히 고개를 뒤로 젖혀 주시기 바랍니다.

❸동작을 할 때는 무리해서 하지 않도록 하고, 아프지 않을 정도로 실시합니다.

고양이 자세 체조를 마친 다음에는 잠시라도 의식적으로 바른 자세를 유지합니다. 올바른 자세가 확실하게 몸에 밸 수 있도록 하면 굽은 척추가 조금씩 교정될 것입니다.

6장에서 다시 설명하겠지만 업무 중 또는 집안일을 하는 중에 짬을 내어 고양이 자세 체조를 꾸준히 하면 그만큼 척추교정 시간이 단축되므로 시력 회복에 도움이 됩니다.

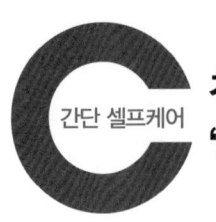

척추 유형에 맞게 실시하는 '수건베개 체조'

일자목, 새우등, 일자허리, 과도한 S라인 허리, 복합 유형 등 다양한 형태의 굽은 척추를 교정하기 위한 고양이 자세 체조를 소개합니다. 이번 체조에서는 기다란 목욕수건을 돌돌 말아서 만든 수건베개를 사용합니다(폼 롤러를 사용해도 무방함).

수건베개를 활용하면 굽은 척추 증상이 나타난 곳을 중심으로 자세를 교정할 수 있는 데다 뭉친 근육도 풀어줄 수 있습니다.

뭉쳐 있는 근육은 굽은 척추를 유발하는 원인 중 하나입니다. 따라서 수건베개를 활용한 고양이 자세 체조로 근육을 풀어주면 굽은 척추를 효과적으로 교정할 수 있습니다.

수건베개는 집에 있는 목욕수건 1장만 있으면 손쉽게 만들 수 있습니다. 다음 페이지를 참고하여 자신의 몸에 맞는 수건베개를 만들어 보시기 바랍니다.

[수건베개 만드는 방법]

목욕수건 1장과 고무밴드 3개를 준비합니다. 목욕수건은 두툼하고 큰 것이 좋습니다. 고무밴드 대신 끈을 사용해도 됩니다.

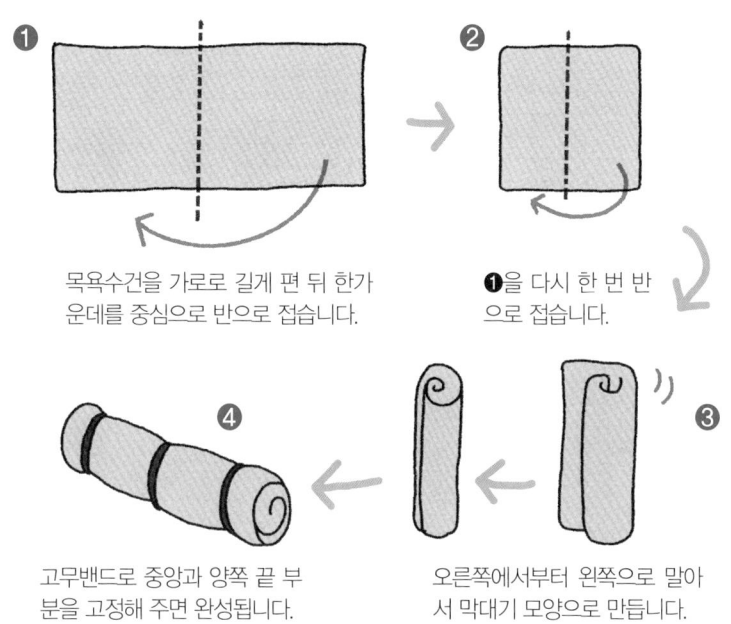

❶ 목욕수건을 가로로 길게 편 뒤 한가운데를 중심으로 반으로 접습니다.

❷ ❶을 다시 한 번 반으로 접습니다.

❸ 오른쪽에서부터 왼쪽으로 말아서 막대기 모양으로 만듭니다.

❹ 고무밴드로 중앙과 양쪽 끝 부분을 고정해 주면 완성됩니다.

[수건베개를 이용할 때 주의사항]

- 수건베개는 지름이 약 5~10cm 정도가 되도록 말아줍니다.

- 수건베개를 등에 대고 10분 정도 누워봅니다. 등에서 아픈 느낌이 들면 수건을 너무 딱딱하게 말은 것이므로 이럴 경우에는 조금 느슨하게 다시 말아 등이 심하게 박이지 않게끔 합니다.

- 체조를 할 때 이불이나 침대 위에서 실시하면 바닥이 푹신하므로 효과가 떨어집니다. 적당히 딱딱하고 평평한 곳에서 실시합니다.

- 체조를 마친 후에는 수건베개를 등 뒤에서 빼고, 옆으로 누운 다음 천천히 몸을 일으켜 줍니다. 수건베개를 등 뒤에 깔아 놓은 상태에서 옆으로 눕게 되면 한 지점에 힘이 쏠리게 되므로 늑골이 아플 수도 있습니다.

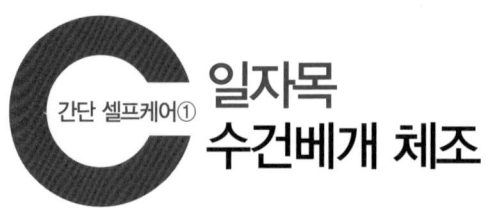

간단 셀프케어 ① 일자목 수건베개 체조

목 근육은 5kg 정도 나가는 머리 무게를 지탱하고 있을 뿐만 아니라 머리를 움직일 때마다 사용하는 부위이기도 합니다. 그러니 경추가 구부러져 일자목이 된 상태가 아니더라도 목은 항상 부담이 가해지는 부위인 셈입니다.

머리를 앞으로 내밀고 있는 형태의 일자목은 머리가 불안정한 위치에 놓여 있기 때문에 목 근육에 커다란 부담을 주게 됩니다. 지금부터 체조를 통해 일자목을 교정해 보시기 바랍니다.

[실시 방법]

바닥에 누운 다음 수건베개를 목 뒤쪽에서 뼈가 가장 돌출된 부분에 옆으로 길게 놓습니다. 그 다음 팔다리의 힘을 빼고 편안한 상태를 유지하면서 턱은 살짝 천정을 향하게 합니다. 이 자세로 90초 동안 편안한 상태를 유지합니다.

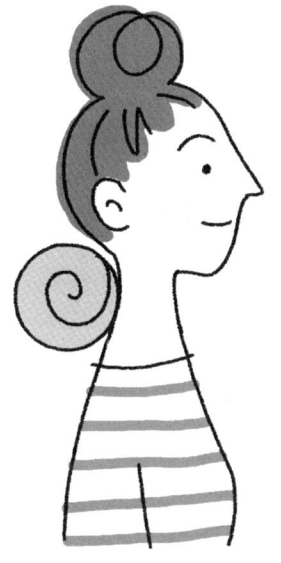

❶수건베개를 목 뒤쪽, 뼈가 가장 돌출된 부분에 옆으로 길게 놓습니다.

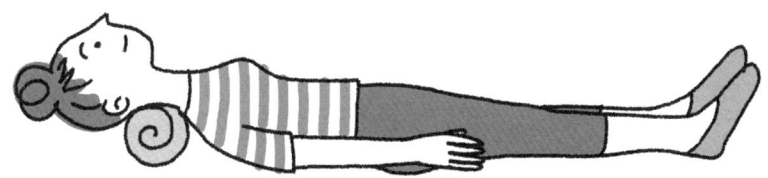

❷팔다리의 힘을 빼고 편안한 상태를 유지하면서 턱은 살짝 천정을 향하도록 합니다. 이 자세로 90초 동안 안정을 취합니다.

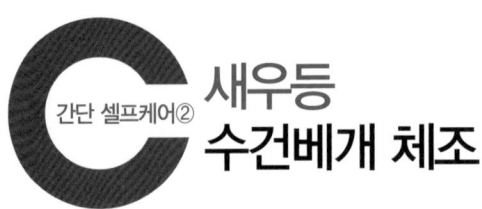

간단 셀프케어 ② 새우등 수건베개 체조

어깨 바로 뒤쪽과 등 부분이 유독 둥글게 굽은 새우등 유형의 경우, 견갑골(이께뼈) 주변 근육이 긴장하게 되면 등 위쪽 부분이 뭉치게 됩니다. 또한 어깨 통증도 발생합니다. 척추가 둥글게 굽어 있는데 근육까지 뭉치면 내장(특히 위장)에도 좋지 않은 영향을 주므로 조심해야 합니다.

[실시 방법]

수건베개를 옆으로 길게 하여 견갑골 아래쪽에 오도록 놓은 다음 천정을 보고 눕습니다. 이때 적절한 수건베개의 위치는 아프게 느껴지지 않을 정도이면서 등이 펴지고 시원한 느낌이 드는 곳이 적당합니다.

　그 다음 양팔을 머리 위쪽으로 쭉 펴고 턱을 조금 들어줍니다. 팔다리의 힘을 빼고 편안한 상태가 되도록 합니다. 이 자세로 90초 동안 편안한 상태를 유지합니다.

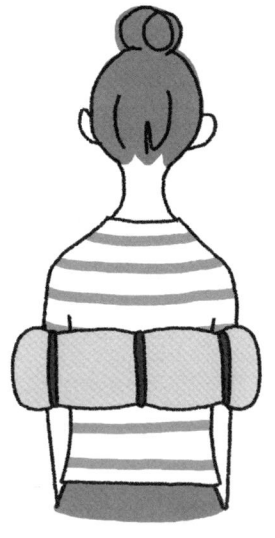

❶ 수건베개를 옆으로 길게 하여 견갑골 아래쪽에 오도록 놓은 다음 천정을 보고 눕습니다. 이때 등이 아프게 느껴지지 않으면서 등이 쫙 펴지고 시원한 느낌이 드는 위치가 적당합니다.

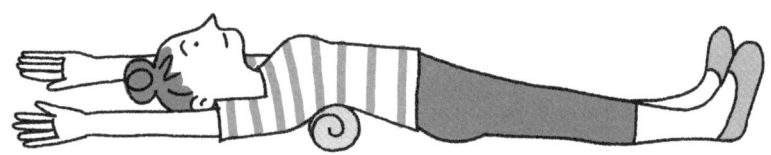

❷ 양팔을 머리 위로 쭉 펴고 턱은 조금 들어줍니다. 팔다리의 힘을 빼고 편안한 상태가 되도록 합니다. 이 자세로 90초 동안 안정을 취합니다.

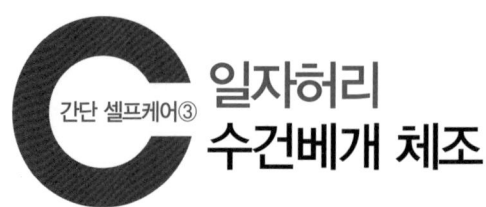
간단 셀프케어 ③ 일자허리 수건베개 체조

의자나 바닥에 앉아있을 때는 허리가 더 구부러지곤 합니다. 척추 라인이 S자기 아닌 일자 형태로 변형되면 허리에 부담이 가고 요통이 생기기도 합니다. 하지만 서 있을 때는 몸 전체가 앞쪽으로 기울어지기 때문에 허리가 굽었다는 느낌이 잘 들지 않는 경우도 있습니다.

[실시 방법]

수건베개를 옆으로 길게 하여 허리(골반 바로 위쪽)에 대고 천정을 보고 눕습니다. 이때 허리가 휘어지는 것을 확인합니다.

  가능한 한 머리 뒤쪽과 등은 바닥에 붙이고 턱은 가슴 쪽으로 조금 당깁니다. 팔다리의 힘을 빼고 편안한 상태가 되도록 합니다. 이 자세로 90초 동안 편안한 상태를 유지합니다.

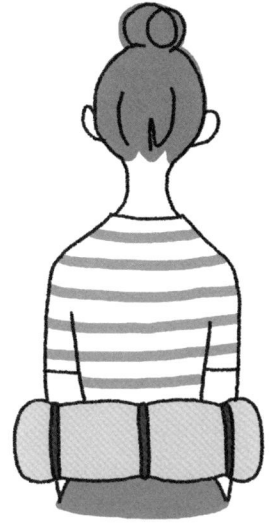

❶수건베개를 옆으로 길게 둔 채 허리(골반 바로 위쪽)에 대고 천정을 바라보며 눕습니다. 이때 허리가 휘어지는 것을 확인합니다.

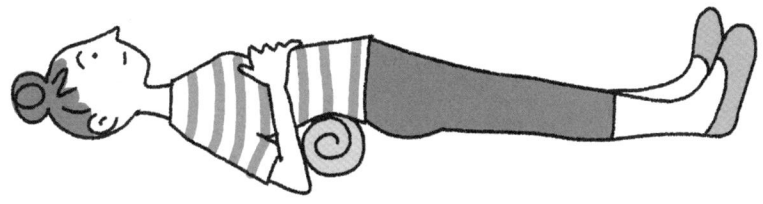

❷가능한 한 머리 뒤쪽과 등은 바닥에 붙이고, 턱은 가슴 쪽으로 살짝 당깁니다. 팔 다리의 힘을 빼고 편안한 상태가 되도록 합니다. 이 자세로 90초 동안 안정을 취합니다.

※허리가 아픈 경우에는 무릎을 세워 줍니다.

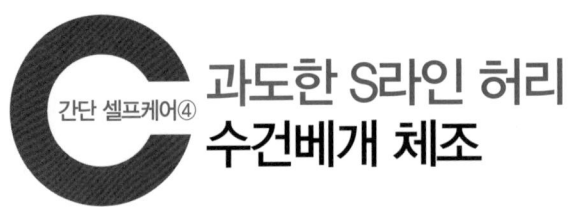

과도한 S라인 허리
수건베개 체조
간단 셀프케어 ④

과도한 S라인 허리란 상체가 앞으로 숙여져 허리가 구부러진 일자허리와는 반대로, 척추가 복부 근처에서 뒤쪽으로 과도하게 휘어진 경우를 말합니다. 이 상태가 계속되면 허리나 고관절(엉덩이 관절), 무릎에 통증이 생깁니다.

과도한 S라인 허리 유형은 시력과 직접적인 관계가 있는 것은 아니지만 이로 인해 목이나 등이 굽는 증상을 유발할 수 있으므로 눈 질환을 예방하기 위해서라도 미리 교정해두는 편이 좋습니다.

[실시 방법]

수건베개를 옆으로 길게 하여 복부(배꼽 주변)에 대고 바닥에 엎드립니다. 그 다음 양손을 겹쳐서 턱 아래를 받쳐주고 양다리를 자연스럽게 쭉 펴줍니다. 이때 뒤쪽 허리 부분이 구부러지는 것이 느껴져야 합니다. 이 상태로 90초 동안 편안한 상태를 유지합니다.

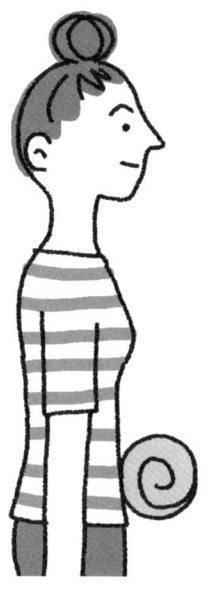

❶수건베개를 옆으로 길게 둔 채 복부(배꼽 주변)에 대고 바닥에 엎드립니다.

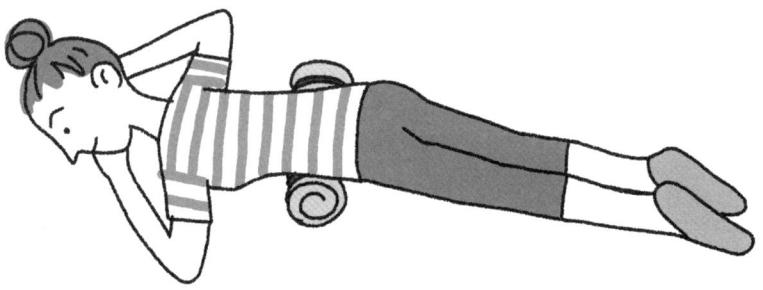

❷양손을 포개 턱 아래를 받쳐주고 양다리를 자연스럽게 쭉 펴줍니다. 이때 등 뒤쪽 허리 부분이 구부러지는 것을 느낍니다. 이 상태로 90초 동안 안정을 취합니다.

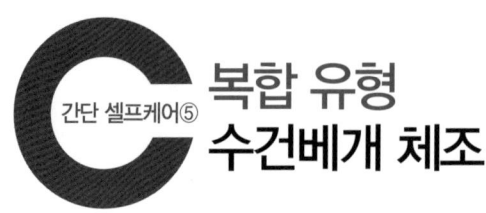
복합 유형 수건베개 체조

이번에는 지금까지 앞에서 살펴본 4가지의 굽은 척추 유형 모두 또는 몇 가지가 복합된 경우에 좋은 체조를 소개합니다.

여러 곳이 복합적으로 굽어버린 척추의 경우에는 우선 앞에서 소개한 '고양이 자세 체조'를 습관화해 굳어져 있는 척추와 자세가 조금씩 교정될 수 있도록 합니다. 그리고 난 뒤 수건베개 체조를 실시하면 굽은 척추를 교정하는 데 더 좋은 효과를 발휘할 수 있습니다.

[실시 방법]

수건베개를 길게 세워 척추에 대고 천정을 향해 눕습니다. 턱은 조금 당겨주고 팔다리의 힘을 빼 편안한 상태가 되도록 합니다. 이 자세로 90초 동안 편안한 상태를 유지합니다.

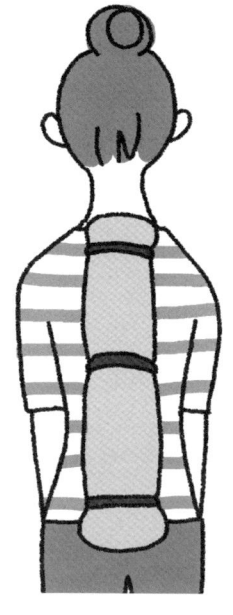

❶수건베개를 길게 세워 척추에 대고 천정을 바라보며 눕습니다.

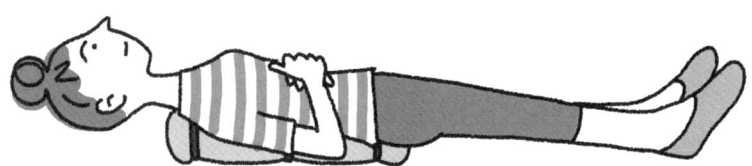

❷턱을 살짝 당기고 팔다리의 힘을 빼 편안한 상태가 되도록 합니다. 이 자세로 90초 동안 안정을 취합니다.

※등이나 허리가 아픈 경우에는 무릎을 세우고 다리를 살짝 벌려 편안한 상태로 만들어 주는 것도 좋습니다.

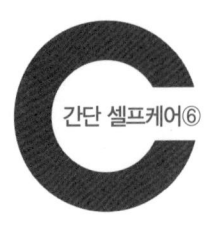# 간단 셀프케어⑥ 경추 지압 & 눈 체조

이제부터 굽은 척추를 교정하는 '고양이 자세 체조'와 함께 실시하면 시력 개선 효과까지 발휘할 수 있는 체조를 소개합니다.

　이 체조는 경추, 안구 근육, 눈 주변 근육에 자극을 주어 혈액순환이나 신경전달이 원활하게 이루어질 수 있도록 도와줍니다. 또한 경추나 안구를 과도하게 사용하거나, 이 중에서 어느 일부분만 과도하게 사용하면서 생긴 근육의 긴장감을 제거해 줍니다.

　제6장에서 소개하는 '7일 프로그램'에도 포함되어 있지만 자신에게 가장 적합하다고 여겨지는 것을 우선적으로 선택해 실시한다면 더 좋은 효과를 얻을 수 있습니다.

　먼저 경추 2번을 누르면서 실시하는 눈 체조를 소개합니다. 경추 2번을 눌러 신경이 지나가는 길을 충분히 확보한 다음 눈 체조를 실시합니다. 이 체조는 시신경을 비롯하여 뇌신경과 안구가 이어지는 연결 흐름이 원활해지도록 도와줍니다.

[실시 방법]

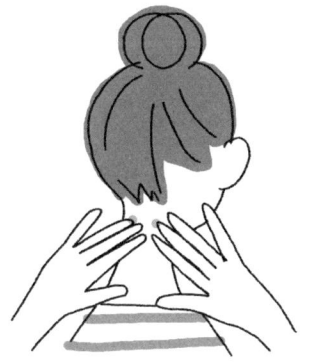 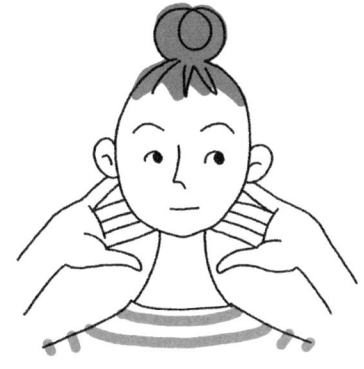

[경추를 누르는 방법]

❶ 목이 시작되는 부분(머리카락과 목의 경계선) 아래쪽을 만져보면 느껴지는 첫 번째 돌기가 경추 2번입니다. 시원하게 느껴질 만큼 양손으로 꾹 눌러 줍니다. 살짝 누른 채 안구를 움직이면 경추 2번 돌기가 움직이는 것을 느낄 수 있습니다.

[안구를 움직이는 방법]

❷ 안구를 상하좌우, 대각선 방향, 시계방향, 반시계방향으로 움직이면서 눈 체조를 합니다. 이때 안구는 확실하게 움직여 줘야 합니다. 2~3회 실시합니다.

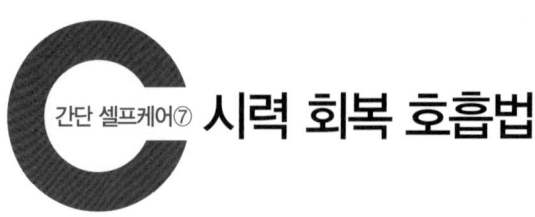
시력 회복 호흡법

시신경은 자율신경과 깊은 관계가 있습니다. 이때 자율신경이 균형 상태로 잘 유지될 수 있도록 하는 간단한 방법은 의식적으로 양쪽 콧구멍으로 호흡하는 것입니다(코는 4~6시간 간격으로 좌우 번갈아 가며 호흡이 이루어집니다.).

　동시에 시신경을 활성화하기 위해 경추 1번을 누르면서 호흡합니다. 양쪽 귓불과 꼭지돌기(귓바퀴 뒷부분에 있는 엄지손가락 윗마디 크기 정도의 뼈) 바로 아래쪽에 있는 오목한 부분을 눌러주면 경추 1번이 만져집니다.

[실시 방법]

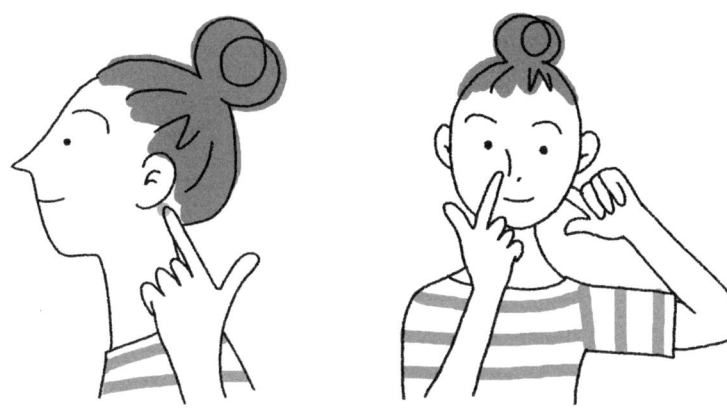

왼쪽 콧구멍으로 호흡할 실시할 경우에는 오른쪽 콧구멍을 가볍게 누르고, 왼쪽 경추 1번을 누르면서 호흡을 합니다. 반대쪽도 같은 방법으로 실시합니다. 각 10회씩 실시합니다.

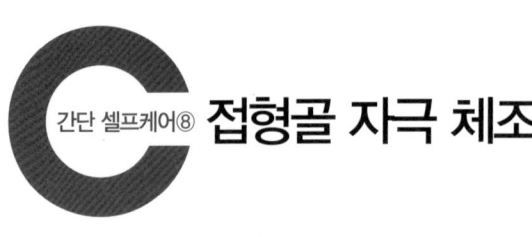
접형골 자극 체조

 접형골이란 우리 머리 중앙 부분에 있는 뼈로, 나비가 날개를 펼친 모습과 비슷한 형태를 띠고 있습니다. 다음 페이지 왼쪽 그림에서 점선으로 그려져 있는 부분이 바로 접형골입니다. 접형골은 안구 부분의 토대가 되는 곳이므로 이곳을 전체적으로 골고루 자극해줍니다.
 난시, 안구건조증, 유루증(눈물흘림증), 눈꺼풀 떨림 등을 개선할 수 있으며, 코로 숨 쉬는 게 원활해지기도 하고 얼굴을 작게 만들어 주는 효과도 있습니다.

[실시 방법]

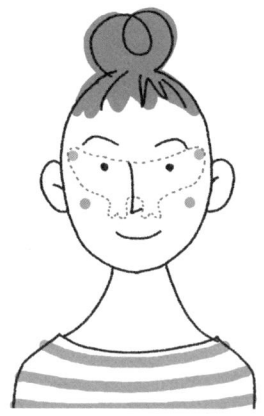
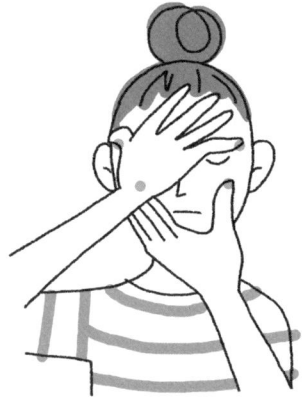

❶ 점선으로 되어 있는 부분이 접형골입니다. 빨간 점으로 찍어 놓은 관자놀이와 광대뼈 부분을 양손으로 잡습니다.

❷ 양손을 각각 안쪽과 바깥쪽으로 번갈아가며 밀어줍니다. 즉, 한 손은 안쪽을 향해 누르고 다른 한 손은 바깥쪽을 향해 눌러서 전체적으로는 비틀리는 느낌이 들도록 합니다. 양손을 교체할 때마다 호흡도 들숨과 날숨으로 교체합니다. 10회(한쪽 5회씩) 실시합니다.

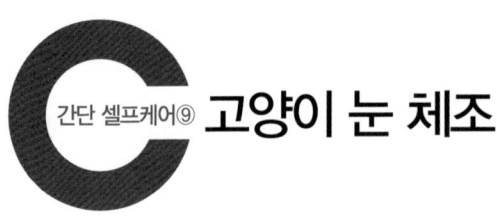

간단 셀프케어⑨ 고양이 눈 체조

이번에 소개하는 체조는 접형골의 높이를 조정하기 위한 체조입니다. 접형골은 우리가 숨을 쉴 때마다 호흡에 맞춰 항상 움직이는 뼈이기 때문에 이 체조는 동작에 따라 호흡을 맞춰주는 것이 중요합니다.

좌우 눈높이가 수평이 되도록 해주며, 시력이 좋아지는 효과를 즉각적으로 기대해볼 수 있습니다.

[실시 방법]

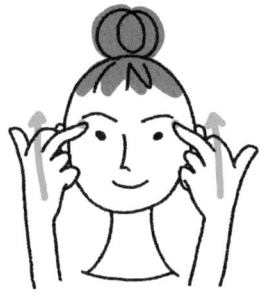

❶ 눈꼬리 부분에 손가락을 대고 숨을 들이마시면서 눈꼬리를 위쪽으로 밀어줍니다.

※ 손가락은 눈가에 가볍게 댑니다. 코로 숨을 들이마시면서 피부만 움직여 준다는 느낌으로 동작을 합니다.

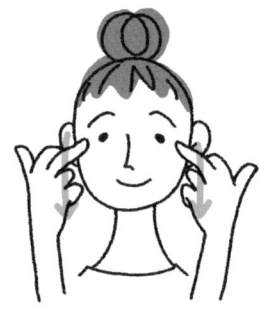

❷ 그 다음 숨을 내쉬면서 눈꼬리를 가볍게 아래쪽으로 당겨줍니다.

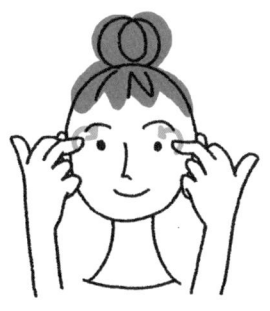

❸ 다시 자연스럽게 숨을 들이마시면서 눈꼬리를 가볍게 돌려줍니다.

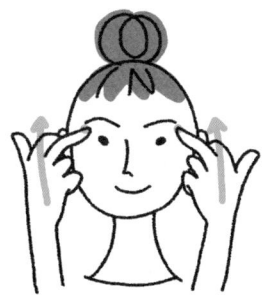

❹ 숨을 들이마신 상태에서 눈꼬리를 밀어 올리고는 3초간 정지합니다. 숨을 내쉬면서 손을 뗍니다.

❺ 위 동작을 하루에 3~5회 반복합니다.

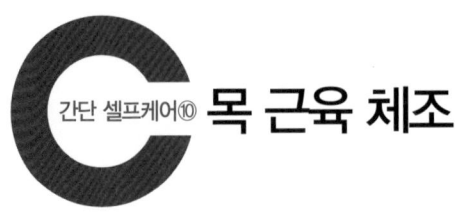

간단 셀프케어⑩ 목 근육 체조

 이번에는 목 근육을 단련하여 무거운 머리를 잘 지탱할 수 있도록 하고, 동시에 머리가 균형 잡힌 올바른 위치로 돌아올 수 있도록 하는 체조를 소개합니다. 먼저 수건을 준비해주세요.

 이 체조를 통해 자세가 앞으로 굽은 사람들에게서 많이 나타나는 머리가 앞으로 밀려 나오는 증상을 개선할 수 있습니다. 더불어 머리가 몸의 중심축 위에 안정적으로 놓일 수 있게 되고, 바른 자세가 만들어집니다. 마지막으로 시신경 전달이 원활해지고, 목과 어깨 결림도 해소되는 효과를 볼 수 있습니다.

[실시 방법]

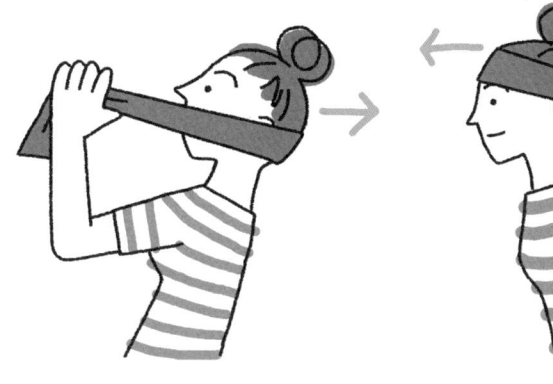

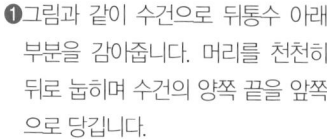
❶그림과 같이 수건으로 뒤통수 아래 부분을 감아줍니다. 머리를 천천히 뒤로 눕히며 수건의 양쪽 끝을 앞쪽으로 당깁니다.

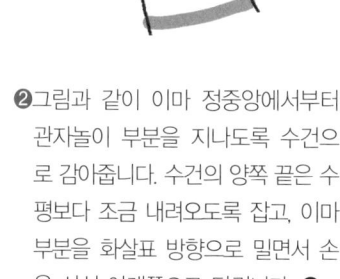
❷그림과 같이 이마 정중앙에서부터 관자놀이 부분을 지나도록 수건으로 감아줍니다. 수건의 양쪽 끝은 수평보다 조금 내려오도록 잡고, 이마 부분을 화살표 방향으로 밀면서 손은 사선 아래쪽으로 당깁니다. ❶~❷ 동작을 10회씩 2번 실시합니다.

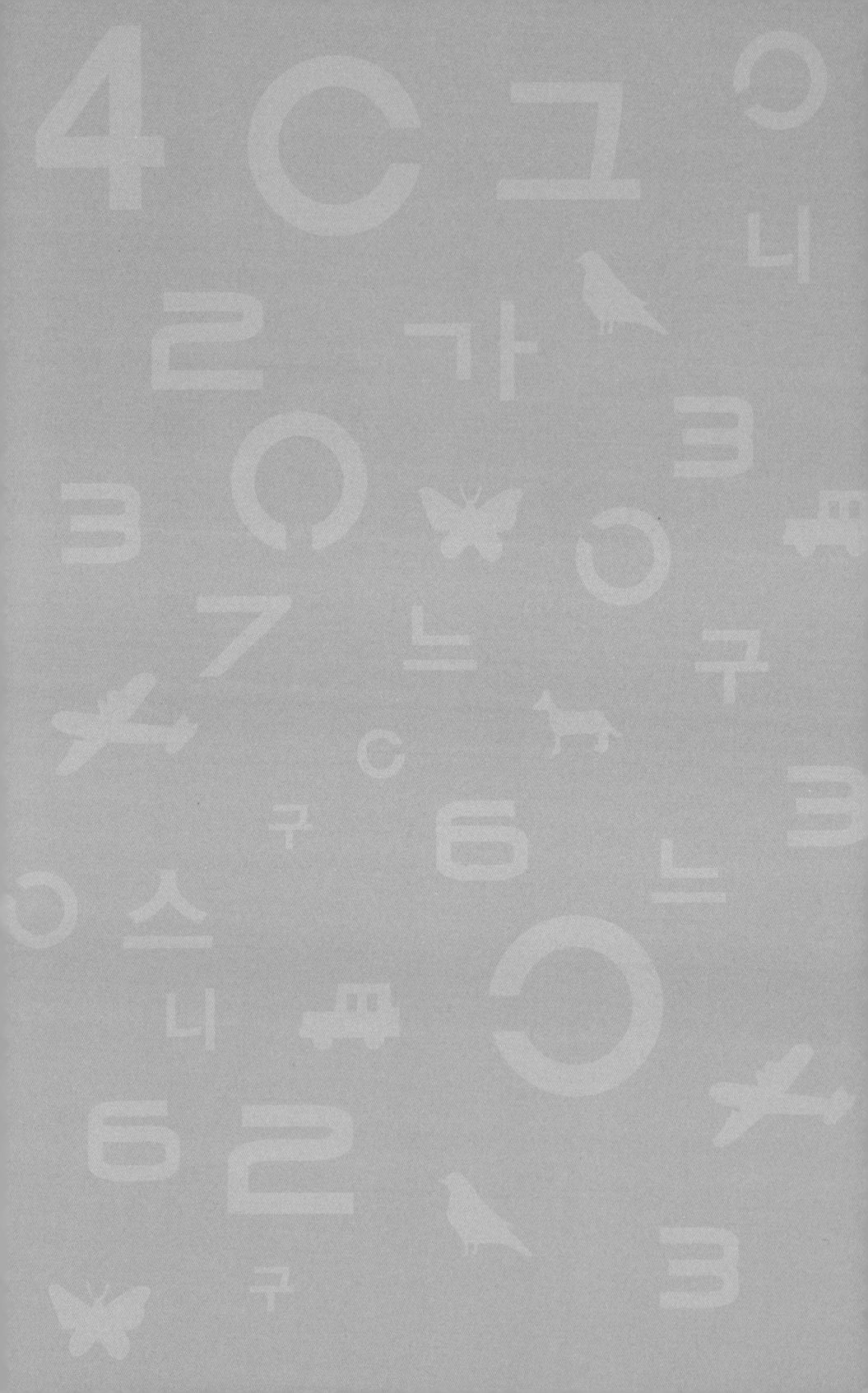

제5장

시력 향상을 도와주는
눈 운동과 경혈 자극법

C 안구 근육 운동과
경혈 자극

제2~4장을 통해 굽은 자세, 굽은 척추가 다양한 문제를 일으키는 이유부터 문제를 바로 잡아 직접 개선해 나갔던 실제 체험담들, 굽은 척추를 교정하는 구체적인 방법 등을 자세히 알아보았습니다.

제5장에서는 굽은 척추와는 별개로 시력 향상을 도와주는 보조 방법을 소개합니다. 이때 주의 깊게 봐야 할 것이 바로 안구 근육과 경혈입니다.

안구 근육과 경혈에 대해 관심을 갖게 되면 굽은 자세, 굽은 척추 교정 체조의 효과를 더 높일 수 있습니다. 결과적으로 눈 질환을 예방하거나 개선하는 데 많은 도움이 됩니다.

한 연구논문에 따르면 눈 깜빡임 횟수로도 시력에 변화를 줄 수 있다고 합니다. 논문에 따르면 컴퓨터나 스마트폰, TV 화면을 장시간 집중해서 바라보는 생활이 일상화되면서 예전보다 눈 깜빡임 횟수가 현격히 줄어들었다고 합니다. 이로 인해 하루 종일 같은 안구 근육만 사용하게 되고, 또 과도하게 사용한 근육은 심하게 긴장하게 되며, 이런 증상이 안정피로

로까지 연결된다는 내용입니다.

제2장에서 굽은 척추로 인해 압박받던 시신경이 압박에서 벗어나 모양체가 제대로 기능할 수 있게 되면 눈은 점점 좋아진다고 설명했습니다. 이번에 소개하는 '안근 운동법'은 모양체를 비롯한 안근 전체의 긴장을 풀어주어 눈의 불편함을 한결 해소시킬 수 있을 것입니다.

그리고 눈을 건강하게 하는 다른 방법으로 안구 주변에 있는 경혈을 중심으로 안구 관리를 실천하는 방법이 있습니다.

동양의학에 경락(經絡)이라는 개념이 있는데, 경락은 우리 몸속에서 기(氣)가 흐르는 길, 즉 에너지가 순환하는 통로를 말합니다. 그리고 이 경락 위에는 '경혈'이라고 하는 기가 드나드는 지점이 있습니다.

우리 몸의 각각의 장기나 기관에는 해당되는 경혈이 있는데, 장기나 기관에 문제가 생기면 그곳의 경혈이 뻐근해지거나 살짝만 눌러도 강한 통증을 느낍니다. 따라서 경혈을 자극해 주면 '기'나 '혈액'의 흐름을 원활하게 할 수 있어 통증이나 기타 문제들을 개선할 수 있습니다.

안구와 관련된 경혈은 안구 주변 및 두부(頭部)에 집중되어 있습니다. 이곳을 자극해 주면 눈 질환을 개선하는 데 도움이 되며 눈의 컨디션을 촉진할 수 있습니다. 또한 노안이나 비문증, 근시, 안구건조증, 안정피로 등 다양한 문제를 예방하고 개선하는 데 많은 도움을 받을 수 있습니다.

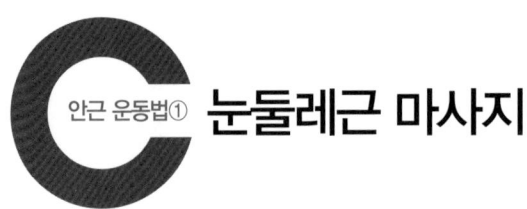
안근 운동법① 눈둘레근 마사지

눈둘레근은 글자 그대로 눈을 둘러싸고 있는 근육으로 '안륜근'이라고도 합니다. 이 근육이 편안하게 이완되면 눈꺼풀의 깜빡임이나 눈물순환도 원활해지며, 눈의 혈액순환도 좋아져 눈에 충분한 영양분을 공급할 수 있게 됩니다.

[실시 방법]

❶ 손가락 3개를 이용하여 눈썹 위에서부터 광대뼈 위를 지나 원을 그리듯이 가볍게 자극해 줍니다. 눈 주위가 따뜻해져 오는 느낌이 들 정도로 손가락에 적당히 힘을 줍니다.

❷ 안쪽과 바깥쪽으로 회전하며 각 5회 실시합니다.

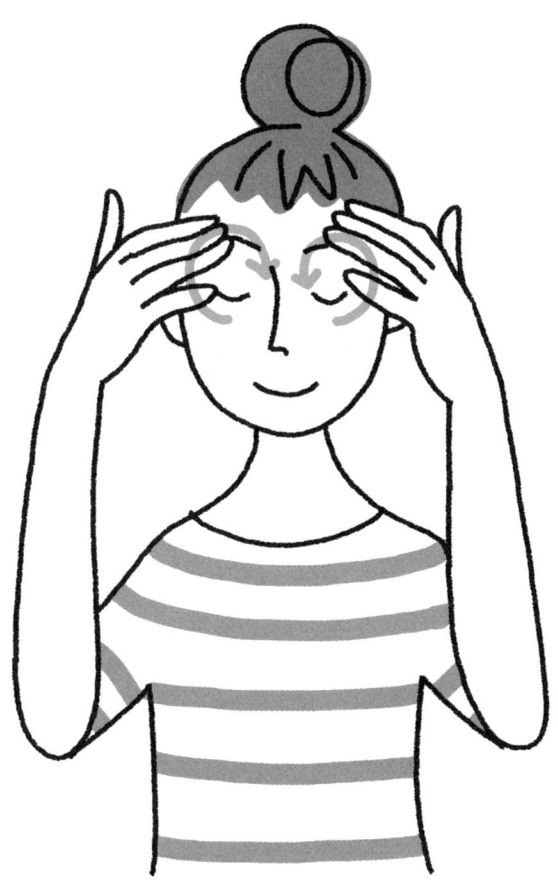

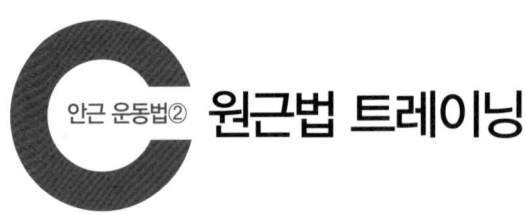
안근 운동법② 원근법 트레이닝

안근을 단련하는 운동법 중 가장 기본으로 널리 알려져 있습니다.
 먼 곳에 있는 물체와 가까운 곳에 있는 물체를 번갈아 바라보는 운동법인데, 모양체 근육의 긴장을 풀어줘 원근 조절을 원활하게 할 수 있도록 도와줍니다. 특히 근시가 있는 분들에게 권하는 방법입니다.

[실시 방법]

❶ 우선 자신의 눈높이에 맞춰 한쪽 손은 멀리, 한쪽 손은 눈앞 가까이에 들고 엄지손가락을 세웁니다.

❷ 멀리 뻗은 손의 엄지손가락을 자신의 양쪽 눈으로 5초간 바라봅니다. 그 다음 초점을 이동하여 가까운 곳에 있는 손의 엄지손가락을 5초간 바라봅니다. 이 동작을 1세트로 하며 10회 정도 반복합니다.

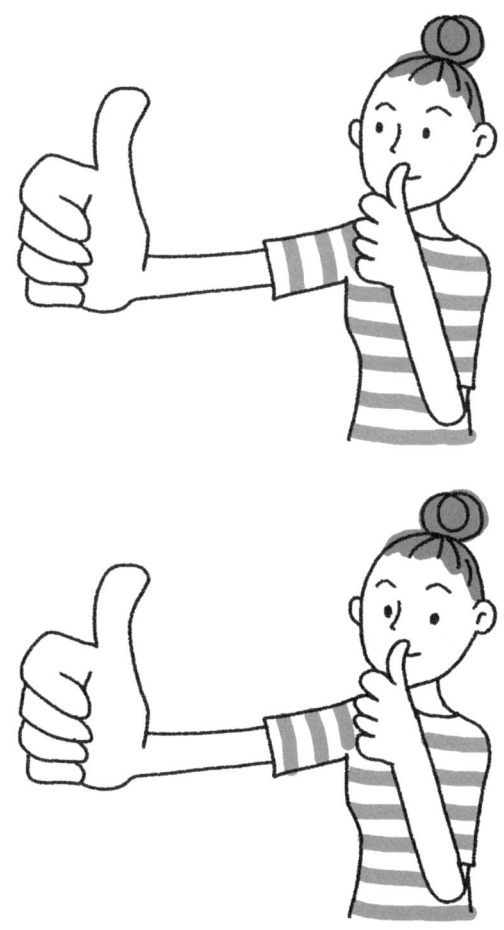

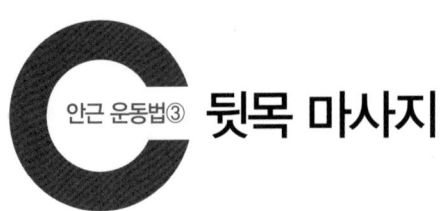

안근 운동법③ 뒷목 마사지

뒷목에서 머리카락과 목의 경계가 되는 부근에 움푹 들어간 곳을 중심으로 목 전체 근육의 긴장을 풀어주는 마사지입니다.

움푹 들어간 곳 주변은 시신경이 지나가는 통로인데, 이곳의 근육이 긴장하게 되면 시신경 전달 작용을 방해하게 됩니다. 평소 틈 날 때마다 자주 긴장을 풀어주는 것이 중요합니다.

[실시 방법]

❶ 목 뒷부분 위쪽에 있는 움푹 들어간 곳에 양쪽 손가락 3개를 올려놓습니다.

❷ 머리카락 라인을 따라 올라간다는 느낌으로 꼭지돌기(귓바퀴 뒤쪽에 있는 엄지손가락 윗마디 크기 정도의 뼈)를 향하여 손가락을 조금씩 이동하면서 눌러줍니다.

❸ 꼭지돌기까지 도착하면 이번에는 중심부를 향하여 되돌아옵니다. 이 동작을 1세트로 하여 하루에 1회 실시합니다.

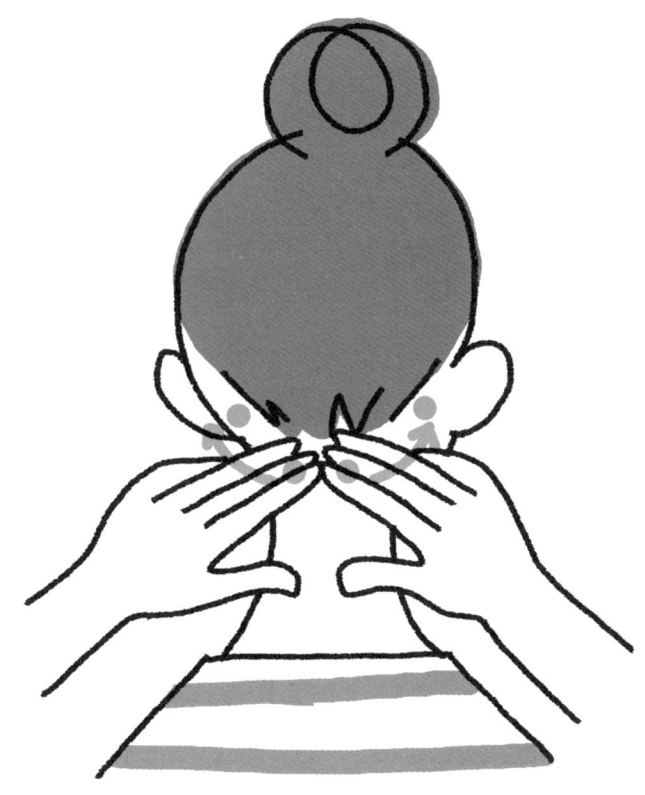

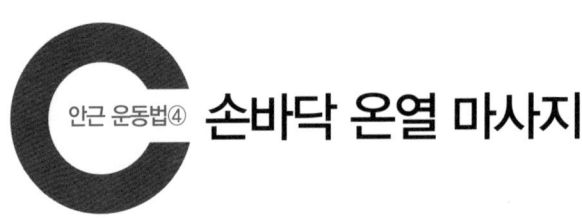
안근 운동법④ 손바닥 온열 마사지

손바닥을 이용하여 눈을 따뜻하게 해 안구 근육 전체의 긴장을 풀어주는 아주 간단한 방법입니다.

　눈이 피곤하다고 느껴질 때 언제 어디서든 실시할 수 있는 매우 간단한 방법으로 눈의 긴장과 피로를 쉽고 빠르게 풀어줍니다.

[실시 방법]

❶ 양 손바닥을 마주하고 30회 정도 문지릅니다.

❷ 따뜻해진 손바닥을 눈꺼풀 위에 30초간 올려놓습니다. 손바닥의 도톰한 부분에서 만들어진 온기가 눈에 전달될 수 있도록 합니다.

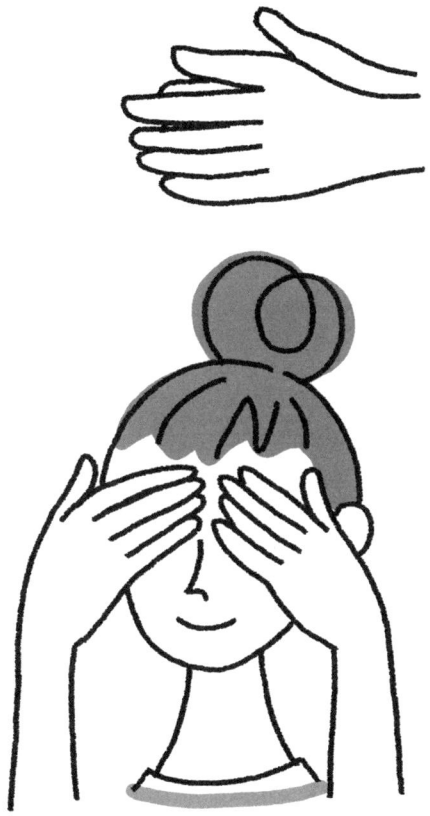

※ 콘택트렌즈를 착용 중인 사람은 눈꺼풀에 손을 직접 대면 렌즈가 빠질 수도 있습니다. 눈 위쪽이나 아래쪽 뼈에 손을 가져다 댄다는 느낌으로만 실시합니다.

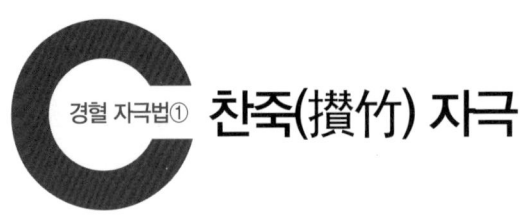

경혈 자극법① 찬죽(攢竹) 자극

눈썹이 시작되는 부분 근처를 손가락으로 살살 눌러보면 다른 곳보다 조금 더 움푹 들어간 곳을 찾을 수 있습니다. 이곳을 '찬죽(攢竹)'이라고 합니다.

이곳을 자극하면 눈의 혈액순환을 원활하게 하고 대사기능을 높일 수 있습니다. 근시나 노안, 안정피로를 예방하거나 개선하고자 할 때 자극하는 경혈로 잘 알려진 곳입니다.

[실시 방법]

❶ 엄지손가락을 눈썹이 시작되는 부분에 얹고 가볍게 힘을 주며 자극합니다.
❷ 이 상태를 10초간 유지합니다. 하루에 한 번만 실시해도 좋습니다.

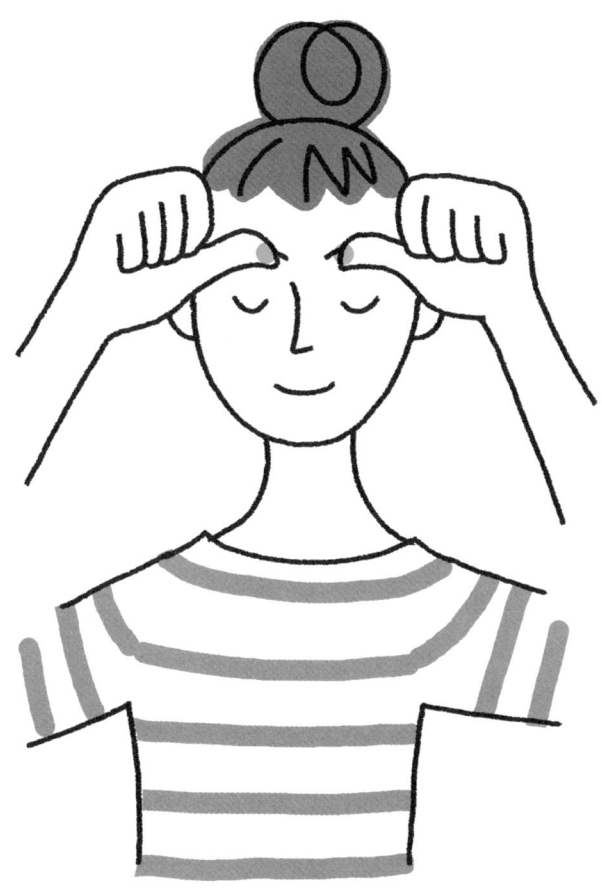

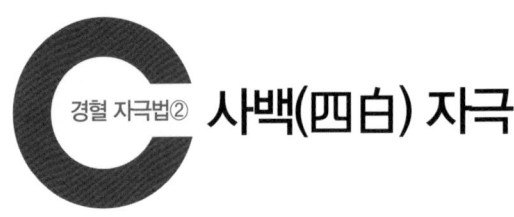

경혈 자극법 ② 사백(四白) 자극

사(四)는 사방팔방을, 백(白)은 빛을 의미하며, 주위를 깨끗하게 잘 보이게 한다는 뜻에서 이름 붙여진 경혈입니다.

시력 회복에 도움을 주는 대표적인 경혈로 알려져 있으며, 눈의 침구(鍼灸) 및 지압 치료 시 반드시 자극하는 곳입니다. 안구건조증, 충혈, 마비 등을 개선하는 데 도움이 됩니다.

사백은 눈동자 중앙의 아래쪽 뼈에서 1cm 정도 아래쪽의 오목한 곳입니다.

[실시 방법]

❶ 엄지손가락에 가볍게 힘을 주며 자극합니다.
❷ 이 상태를 10초간 유지합니다. 하루에 한 번만 실시해도 좋습니다.

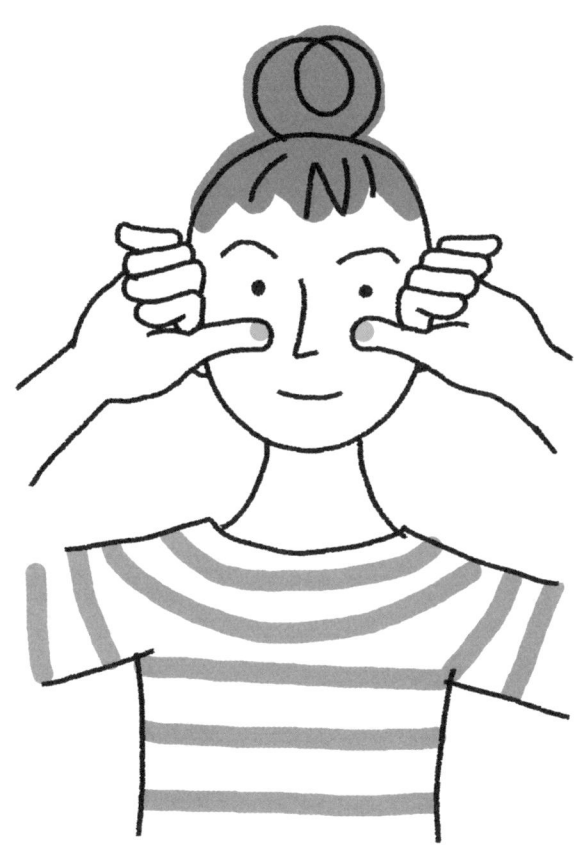

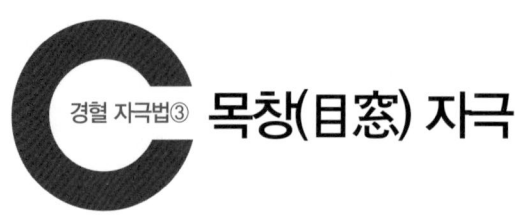
경혈 자극법③ 목창(目窓) 자극

안구 관련 문제를 해결하는 데 전반적으로 효과가 있다고 알려진 경혈입니다. 창(窓)에는 빛이 들어온다는 의미가 있는데, 눈(目)의 창을 밝게 해준다는 뜻입니다. 목창은 양쪽 눈에서 곧장 위쪽으로 올라가 머리카락이 나기 시작하는 곳에서부터 1cm 정도 정수리 방향으로 더 올라간 곳에 있습니다.

지금까지 안구 근육과 경혈에 초점을 맞춘 7가지 셀프케어 방법을 소개해 보았습니다. 필자는 이렇게 혼자서 간단하게 실천할 수 있는 방법을 굽은 척추 교정 체조와 함께 실시하도록 했고, 실제로 많은 환자가 효과를 보고 있습니다. 물론 눈 질환의 근본적인 원인인 굽은 자세, 굽은 척추를 교정하는 것이 가장 중요하며 이것이 선행되어야 합니다. 그 다음에 안근 운동법과 경혈 자극법을 통해 '혈행 개선'과 '안구 영양(산소) 보충'이 원활하게 이루어질 수 있도록 하면 더할 나위 없습니다. 그러면 분명 생기 넘치는 맑고 건강한 눈에 가까워질 수 있을 것입니다.

[실시 방법]

❶ 손가락 3개에 가볍게 힘을 주며 눌러줍니다.
❷ 이 상태를 10초간 유지합니다. 하루에 한 번만 실시해도 좋습니다.

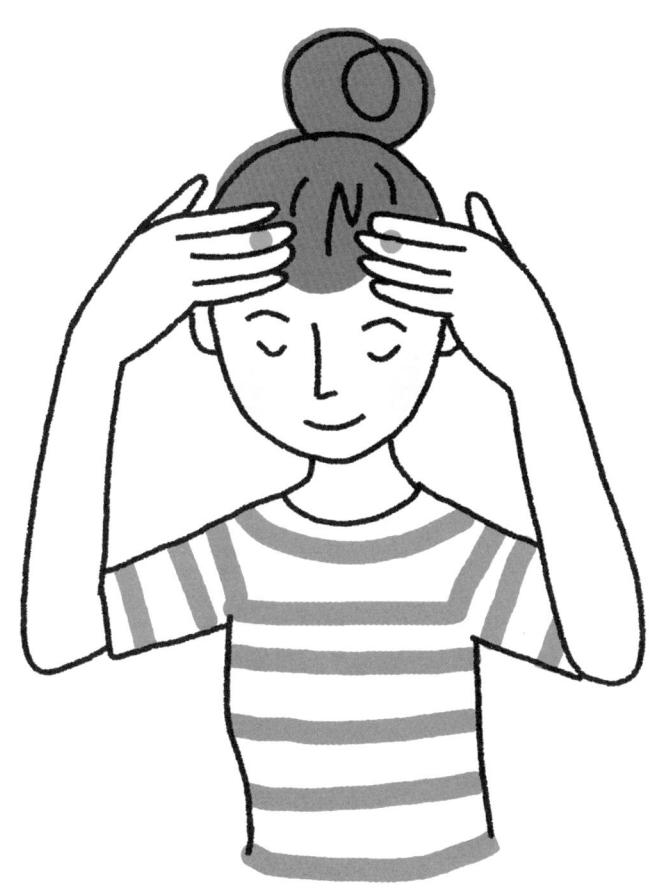

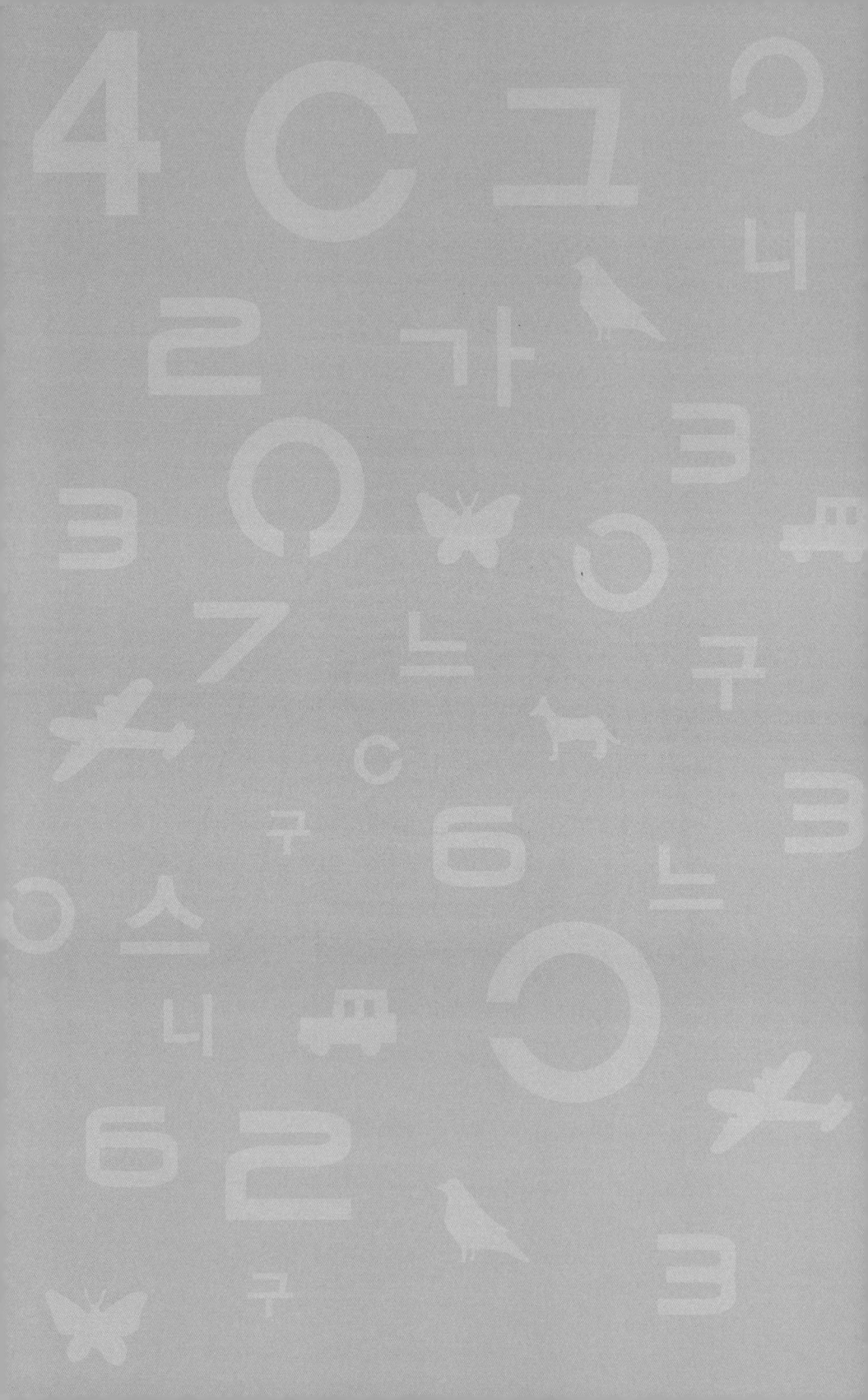

제6장

눈 건강을 위한
7일 프로그램

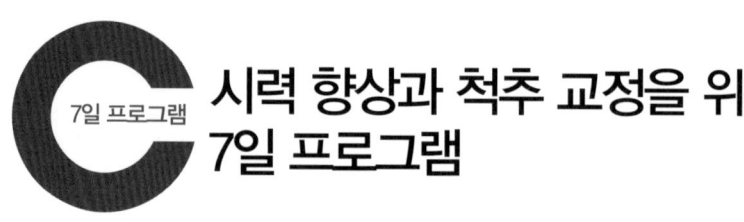

시력 향상과 척추 교정을 위한 7일 프로그램

지금까지 소개했던 '척추 교정 체조'와 '강화 체조'를 효율적으로 조합하여 시력을 개선해 나갈 수 있는 '7일 프로그램'을 소개합니다.

이 프로그램 내용 중에서 가장 중요한 기본은 하루 3번 실천하는 굽은 척추 교정 체조입니다. 아침에는 잠자리에서 일어난 직후, 점심에는 사무실이나 교실 등에서, 밤에는 자기 전에 실시하는 것이 좋습니다.

그리고 굽은 척추 교정 체조의 효과를 더욱 높이기 위하여 강화 체조와 안근 운동법, 경혈 자극법과 함께 영양분이 가득한 요일별 식사를 잘 조합하여 만든 7일 프로그램을 실천하는 것입니다.

짬을 내는 게 생각보다 어렵다는 것은 잘 알지만 너무 미리부터 걱정하지 않으셔도 됩니다. 딱 5분, 가능하다면 10분만 짬을 내어 실천하는 것만으로도 충분한 효과를 볼 수 있는 프로그램이니 편안한 마음으로 시작할 수 있습니다. 실천으로 옮기지 않으면 아무것도 할 수 없습니다. 논다는 기분으로 지금 바로 시작해보시길 바랍니다.

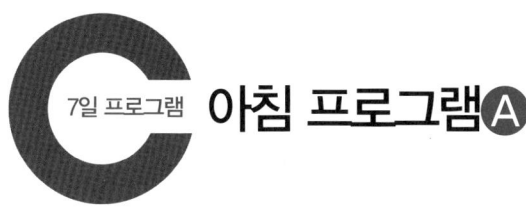
7일 프로그램 아침 프로그램 A

아침에 눈을 뜨자마자 이불이나 침대 위에서 바로 실시합니다. 밤새 잠을 자는 동안 계속 같은 자세를 취하고 있느라 굳어진 근육을 풀어주고, 혈액순환을 활발하게 해주는 효과도 있습니다. 체조시간은 5분이면 충분합니다.

❶ 자신의 척추 유형에 맞는 수건베개 체조 ➡ 실시 방법 p.100~108
※p.46로 가서 자신의 척추 유형을 진단한 뒤 실시합니다.

❷ 견갑골 강화 체조 ➡ 실시 방법 p.142

❸ 고양이 자세 체조×2회 ➡ 실시 방법 p.94

❹ 키 크기 체조×10회 ➡ 실시 방법 p.143

❺ 시력 회복 호흡법 ➡ 실시 방법 p.112

[견갑골 강화 체조]

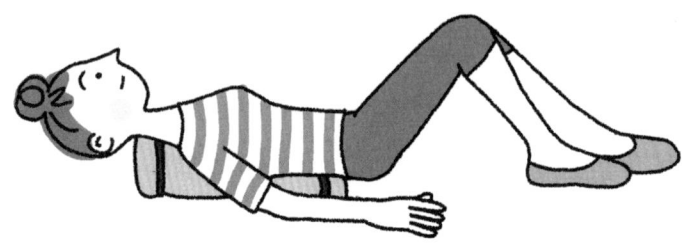

❶ 수건베개를 세로로 길게 놓고 그 위에 눕습니다. 수건베개가 등 한가운데 척추 부분에 닿도록 합니다. 턱은 살짝 당기고 손은 자연스럽게 몸 옆에 내려둔 뒤 무릎을 허리너비만큼 벌리고 편안하게 세웁니다.

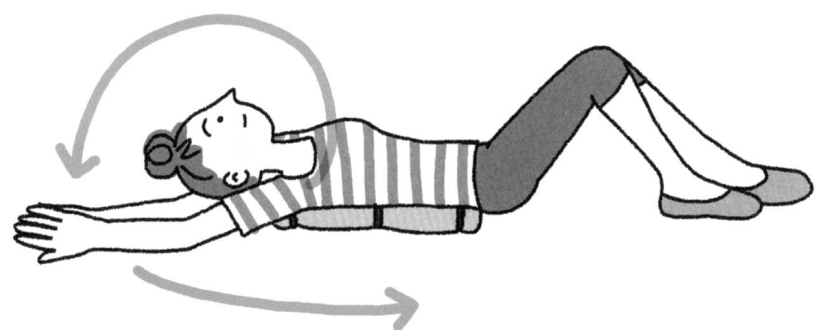

❷ 숨을 내쉬면서 머리 위에서부터 원을 크게 그린다는 느낌으로 양팔을 머리 위쪽으로 쭉 뻗어 손바닥을 마주하고 숨을 완전히 내쉽니다. 그 다음 숨을 들이마시면서 몸 옆쪽으로 팔을 내려줍니다. 이 동작을 10회 실시합니다.

[키 크기 체조]

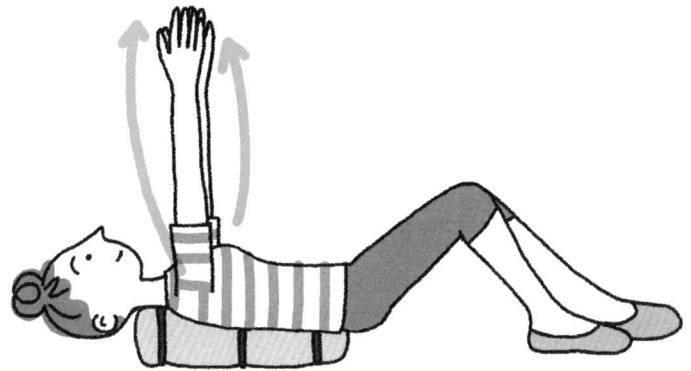

❶수건베개를 세로로 길게 놓고 그 위에 눕습니다. 턱은 살짝 당기고 무릎은 허리 너비만큼 벌린 뒤 다리를 편안하게 세우거나 펴줍니다. 숨을 들이마시면서 앞으로 나란히 하듯이 양팔을 앞으로 쭉 뻗어줍니다.

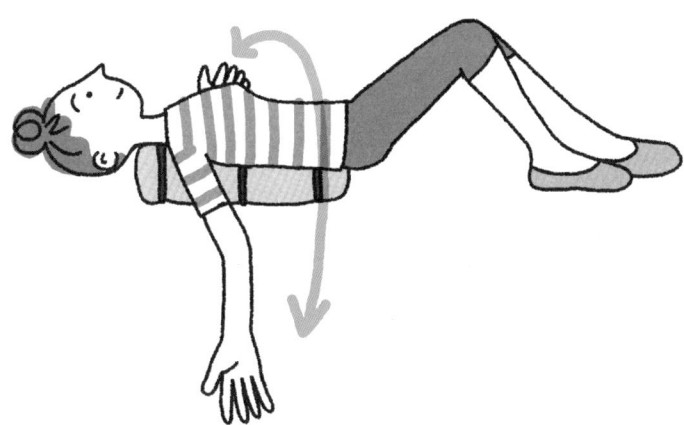

❷숨을 내쉬면서 팔꿈치로 반원을 그린다는 느낌으로 양팔을 옆으로 내려줍니다. 이 동작을 10회 실시합니다.

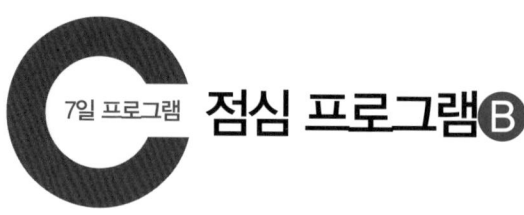

7일 프로그램 점심 프로그램 Ⓑ

업무나 가사활동 중간의 휴식시간이나 약간의 짬을 이용하여 체조와 마사지를 합니다. 5~10분 정도면 할 수 있는 프로그램입니다.

외부에 있다면 가능한 한 멀리 있는 경치나 녹색을 바라보면서 실시하면 효과가 더 좋습니다. 단, 고양이 자세 체조는 1시간에 1번 정도의 빈도로 실시하시기 바랍니다.

❶ 경추 지압 & 눈 체조 ➔ 실시 방법 p.110
❷ 고양이 눈 체조 ➔ 실시 방법 p.116
❸ 접형골 자극 체조 ➔ 실시 방법 p.114
❹ 목 근육 체조 ➔ 실시 방법 p.118
❺ 손바닥 온열 마사지 ➔ 실시 방법 p.130
❻ 심호흡×10회
※심호흡을 하여 자율신경이 균형 상태로 유지될 수 있도록 합니다.

7일 프로그램 C 저녁 프로그램 A+B

❶경추 지압 & 눈 체조 ➔ 실시 방법 p.110

❷고양이 눈 체조 ➔ 실시 방법 p.116

❸접형골 자극 체조 ➔ 실시 방법 p.114

❹목 근육 체조 ➔ 실시 방법 p.118

❺손바닥 온열 마사지 ➔ 실시 방법 p.130

❻심호흡×10회

❼척추 유형별 수건베개 체조 ➔ 실시 방법 p.100~108

❽견갑골 강화 체조 ➔ 실시 방법 p.142

❾고양이 자세 체조×2회 ➔ 실시 방법 p.94

❿키 크기 체조×10회 ➔ 실시 방법 p.143

⓫시력 회복 호흡법 ➔ 실시 방법 p.112

7일 프로그램 1일 ⟫ 월요일

[굽은 척추 교정 체조]

아침, 점심, 저녁 프로그램 ＋ 강화 체조 [광배근(등 아랫부분)]

➡ 광배근을 단련하여 새우등과 일자목을 예방 및 해소합니다.

[적극 섭취하면 좋은 음식과 영양소]

호박이 들어간 음식 ＋ 당근사과주스

➡ 몸을 산화시키는 활성산소를 제거해 주는 베타카로틴을 충분히 섭취해 눈의 산화를 방지합니다. 혈류 개선 효과도 기대할 수 있습니다.

[샤워기 온열 마사지]

합곡(合谷, 엄지손가락과 집게손가락 사이에서 약간 위쪽 손등 부위)

➡ 약간 뜨거운 정도의 샤워기 물줄기를 경혈 부분에 대주어 온열 자극을 해줍니다.

➡ 경혈 위치는 p.161 참조

[광배근 강화 체조]

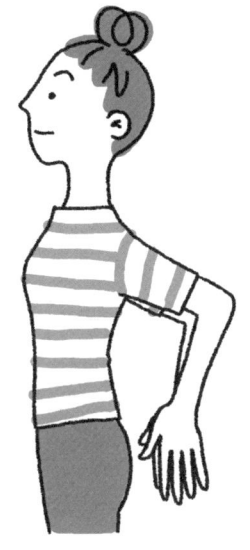

❶ 양발을 어깨너비만큼 벌린 뒤 정면을 바라보고 똑바로 섭니다. 의자에 앉아서 실시해도 됩니다. 팔꿈치를 그림과 같이 뒤쪽으로 보냅니다.

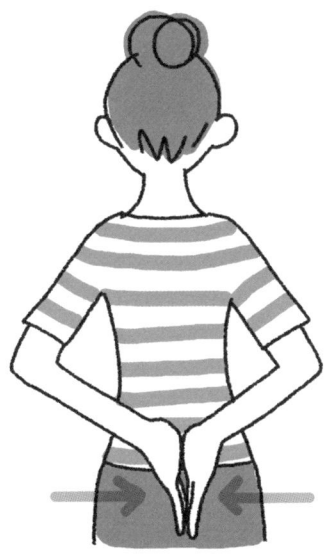

❷ 등 뒤에서 손바닥이 서로 마주하게 합니다. 이때 손가락 끝은 바닥을 향합니다. 온 힘을 다하여 오른손으로 왼손을 밀어주고, 왼손은 밀리지 않도록 힘을 줘 견딥니다. 양손을 서로 미는 것이 아니라 한쪽 손은 밀고 한쪽 손은 버틴다는 느낌이 들도록 합니다. 이렇게 양손으로 각 30초 동안 교대로 1회씩 실시합니다.

7일 프로그램 2일 »»» 화요일

[굽은 척추 교정 체조]

| 아침, 점심, 저녁 프로그램 | **+** | 강화 체조 [대요근(허리 양쪽)] |

➡ 대요근을 단련하여 일자허리나 과도한 S라인 허리를 예방 및 해소합니다.

[적극 섭취하면 좋은 음식과 영양소]

| 자색 양배추 등 보라색 재료를 이용한 샐러드 | **+** | 가지를 이용한 요리 |

➡ 보라색 채소에 함유된 안토시아닌을 섭취합니다. 안토시아닌은 망막에 있는 로돕신(붉은색을 감지하는 단백질)이 재합성되는 것을 도와주므로 눈과 뇌의 연계를 활성화합니다. 또한 항산화작용과 혈류작용도 촉진합니다.

[샤워기 온열 마사지]

태양(太陽, 귀의 위, 눈의 옆쪽으로 무엇을 씹으면 움직이는 곳)

➡ 약간 뜨거운 정도의 샤워기 물줄기를 경혈 부분에 대주어 온열 자극을 해줍니다.

➡ 경혈 위치는 p.160 참조

[대요근 강화 체조]

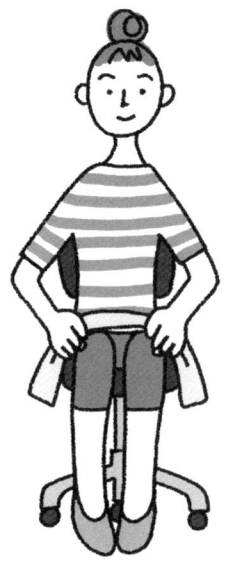

❶ 의자 깊숙이 엉덩이를 밀어 넣고 바른 자세로 앉습니다. 수건 가운데 부분이 무릎 위에 오도록 내려 두고, 수건의 양쪽 끝을 꼭 잡아줍니다(수건을 잡는 위치는 적당히 조절합니다.).

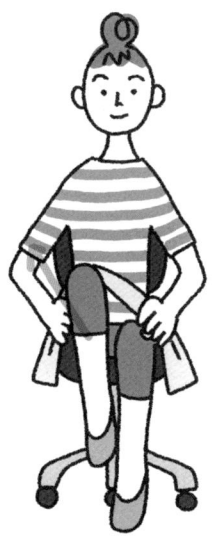

❷ 숨을 내쉬면서 다리를 그림과 같이 비스듬하게 45도 정도로 들어 올립니다(다리를 가슴 근처로 가게 한다는 느낌으로). 더 이상 올릴 수 없는 위치에서 동작을 멈추고 호흡하면서 30초간 정지합니다. 반대쪽 다리도 같은 방법으로 실시합니다. 좌우 각 1회씩 실시합니다.

7일 프로그램 3일 〉〉〉〉 수요일

[굽은 척추 교정 체조]

| 아침, 점심, 저녁 프로그램 | ✚ | 강화 체조 [견갑골(어깨뼈)] |

➡ 견갑골의 긴장을 풀어 새우등과 일자목을 예방 및 해소합니다.

[적극 섭취하면 좋은 음식과 영양소]

| 바지락 된장국 | ✚ | 굴이나 가리비를 이용한 요리 |

➡ 필수 미네랄인 아연이 풍부하게 함유된 조개류를 섭취합니다. 아연은 망막에 작용하여 눈이 피곤해지지 않도록 도와주는 동시에 시신경 전달을 원활하게 해 줍니다.

[샤워기 온열 마사지]

광명(光明, 무릎과 복사뼈 중간 부근)

➡ 약간 뜨거운 정도의 샤워기 물줄기를 경혈 부분에 대주어 온열 자극을 해줍니다.

➡ 경혈 위치는 p.162 참조

[견갑골 강화 체조]

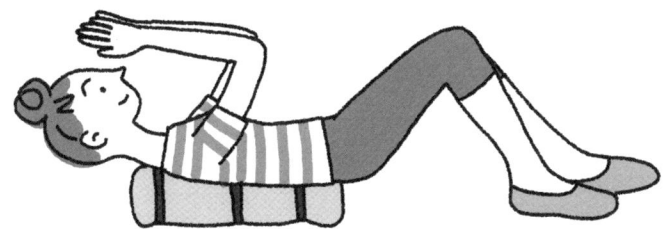

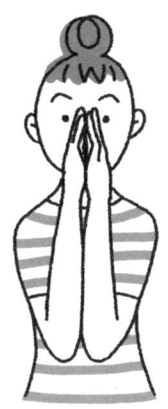

❶ 수건베개를 세로로 길게 놓고 등 한가운데 척추 부분에 닿도록 한 뒤 천정을 보고 눕습니다. 턱은 가슴 쪽으로 살짝 당겨주고, 양다리를 허리너비만큼 벌린 채 무릎을 세워 줍니다.

❷ 양팔을 들어 가슴 앞에서 모아줍니다. 이때 팔꿈치는 구부러지도록 하고 손바닥부터 팔꿈치까지 딱 붙도록 합니다.

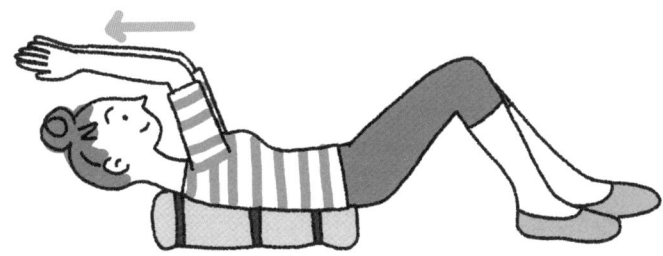

❸ 숨을 내쉬면서 팔과 몸이 평행이 되도록 유지한 채 머리 위쪽으로 팔을 올려줍니다. 올릴 수 있을 때까지 올린 뒤 숨을 들이마시면서 천천히 ❶번 자세로 되돌아옵니다. 이 동작을 10회 실시합니다.

7일 프로그램 4일 〉〉〉〉 목요일

[굽은 척추 교정 체조]

> 아침, 점심, 저녁 프로그램 **+** 강화 체조 [복근]

➡ 복근을 단련하여 일자허리와 과도한 S라인 허리를 예방 및 해소합니다.

[적극 섭취하면 좋은 음식과 영양소]

> 브로콜리를 이용한 음식 **+** 딸기나 키위

➡ 항산화 능력을 높이고 눈의 노화를 방지하기 위해 비타민C가 풍부한 음식을 섭취합니다. 콜라겐 합성을 도와주므로 안구의 모세혈관을 보호 및 강화합니다.

[샤워기 온열 마사지]

> 통리(通里, 손목 안쪽에서 1.5cm 정도 올라간 부분)

➡ 약간 뜨거운 정도의 샤워기 물줄기를 경혈 부분에 대주어 온열 자극을 해줍니다.

➡ 경혈 위치는 p.161 참조

[복근 강화 체조]

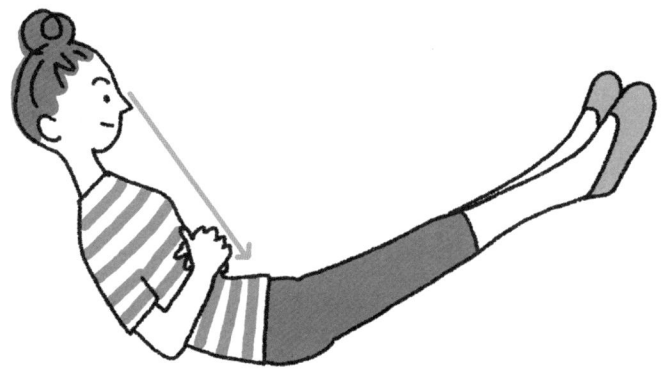

천정을 보고 누운 다음 양손을 포개어 가슴보다 조금 아래쪽에 올려놓습니다. 배꼽을 바라본다는 느낌으로 상체를 일으키면서 동시에 양다리도 바닥에서 들어줍니다. 이때 양다리는 쭉 편 상태를 유지합니다. 이렇게 바닥과 45도 정도가 되도록 자세를 만들고, 이 상태에서 천천히 호흡하면서 30초간 정지합니다. 1회만 실시해도 충분합니다.

7일 프로그램 5일 ⟫ 금요일

[굽은 척추 교정 체조]

> 아침, 점심, 저녁 프로그램 **+** 강화 체조 [경부근(목 근육)]

➡ 경부근을 풀어 일자목과 새우등을 예방 및 해소합니다.

[적극 섭취하면 좋은 음식과 영양소]

> 연어나 도미를 이용한 음식 **+** 연어알

➡ 붉은색 해산물에는 색소 성분인 아스타잔틴이 풍부하게 함유되어 있습니다. 아스타잔틴은 베타카로틴이나 비타민C가 들어가지 못하는 세포막 안쪽까지 침투하여 활성산소를 제거하는 작용을 합니다.

[샤워기 온열 마사지]

> 지정(支正, 안쪽 팔에서 손목과 팔꿈치 한중간의 바깥쪽)

➡ 약간 뜨거운 정도의 샤워기 물줄기를 경혈 부분에 대주어 온열 자극을 해줍니다.

➡ 경혈 위치는 p.161 참조

[경부근 강화 체조]

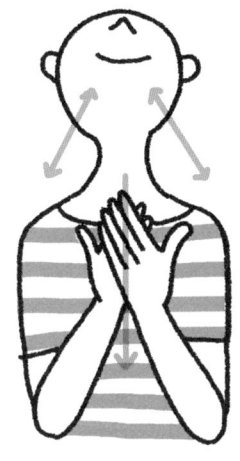

❶ 목 아래쪽(앞가슴 뼈)에 양손을 포개 올려놓고, 피부를 아래쪽으로 당깁니다. 이 상태에서 머리를 천천히 뒤로 젖혀 심호흡을 1회하고 천천히 처음 자세로 돌아옵니다.

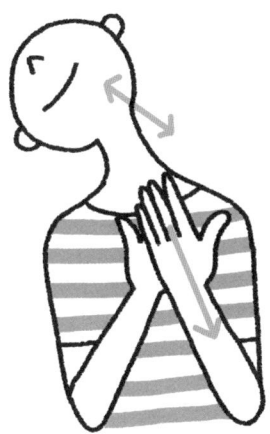

❷ 포개 놓은 손을 그대로 왼쪽으로 조금 이동하여 쇄골이 덮이도록 누릅니다. 이때 피부가 사선 아래쪽으로 당겨지도록 누릅니다. 머리는 우측 위 45도 방향으로 젖혀 주고, 턱을 살짝 든 상태로 심호흡을 1회 실시합니다. 천천히 처음 자세로 돌아온 다음 같은 요령으로 반대쪽도 실시합니다. 이 동작을 2회 실시합니다.

7일 프로그램 6일 》》》 **토요일**

[굽은 척추 교정 체조]

> 아침, 점심, 저녁 프로그램 **+** 강화 체조 [중둔근(엉덩이 위쪽, 옆구리 아래쪽)]

➡ 중둔근을 단련하여 일자허리와 과도한 S라인 허리를 예방 및 해소합니다.

[적극 섭취하면 좋은 음식과 영양소]

> 오징어나 문어, 장어를 이용한 음식 **+** 콜라겐 함유 음료

➡ 오징어나 문어가 미끌미끌한 이유는 무코다당류라는 물질 때문입니다. 우리 눈의 각막은 약 90%가 무코다당류로 형성되어 있으므로 식자재를 통해 이를 보충해 주면 안구를 건강하게 유지할 수 있습니다.

[샤워기 온열 마사지]

> 목창(目窓, 눈동자 수직선상 위, 이마 머리라인 부근)

➡ 약간 뜨거운 정도의 샤워기 물줄기를 경혈 부분에 대주어 온열 자극을 해줍니다.

➡ 경혈 위치는 p.136 참조

[중둔근 강화 체조]

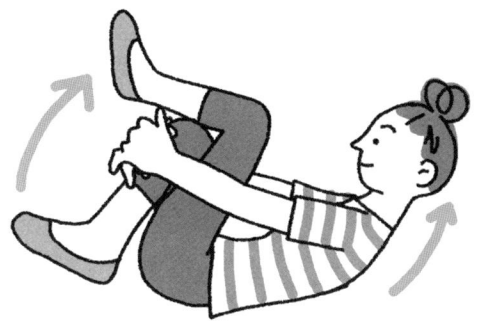

❶천정을 보고 누운 뒤 다리를 꼬아줍니다. 한쪽 다리를 반대쪽 다리 위에 올려놓은 뒤 아래쪽 다리의 무릎을 양손으로 안아줍니다. 그 상태로 양쪽 다리를 상체 방향으로 천천히 끌어당깁니다.

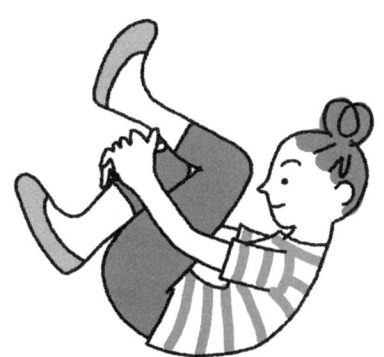

❷동시에 상체를 가볍게 일으켜서 몸 전체를 동그랗게 말아 준다는 느낌이 들도록 웅크려줍니다. 이 상태로 10~20초간 정지하고, 천천히 처음 자세로 돌아옵니다. 반대쪽 다리도 같은 요령으로 실시합니다. 좌우 각각 5회 정도, 하루에 2~3세트 실시합니다.

7일 프로그램 7일 ≫≫ 일요일

[굽은 척추 교정 체조]

아침, 점심, 저녁 프로그램 + 강화 체조 [승모근(뒤통수뼈부터 등뼈에 이르는 부분)]

➡ 승모근을 단련하여 일자목과 새우등을 예방 및 해소합니다.

[적극 섭취하면 좋은 음식과 영양소]

정어리(멸치)나 꽁치 + 참치 같이 푸른색을 띤 재료를 이용한 음식

➡ 푸른색 생선에 풍부하게 함유된 DHA는 혈액을 맑게 유지해 주는 작용이 있습니다. 신경전달을 원활하게 해주는 작용도 있으므로 뇌와 시신경의 연계가 활성화됩니다.

[샤워기 온열 마사지]

화료(和髎, 얼굴과 귀가 연결된 가장 윗부분 근처, 맥이 뜀)

➡ 약간 뜨거운 정도의 샤워기 물줄기를 경혈 부분에 대주어 온열 자극을 해줍니다.

➡ 경혈 위치는 p.160 참조

[승모근 강화 체조]

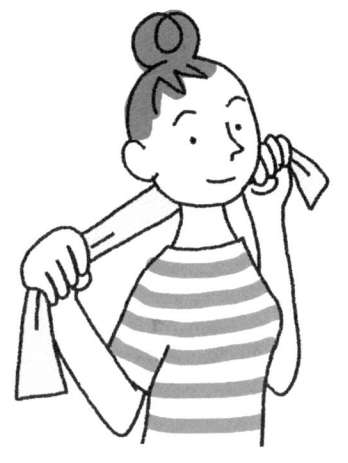

❶제자리에 서서 수건 양 끝을 두 손으로 가볍게 잡아 머리 뒤쪽으로 보냅니다. 기지개를 켜는 느낌으로 숨을 내쉬면서 양팔을 뻗어줍니다. 팔은 너무 많이 뻗지 않도록 하고, 팔꿈치가 가볍게 구부러져 있는 상태를 유지합니다. 팔꿈치를 완전히 펴게 되면 승모근에 부하가 걸리지 않으므로 승모근을 단련할 수 없습니다.

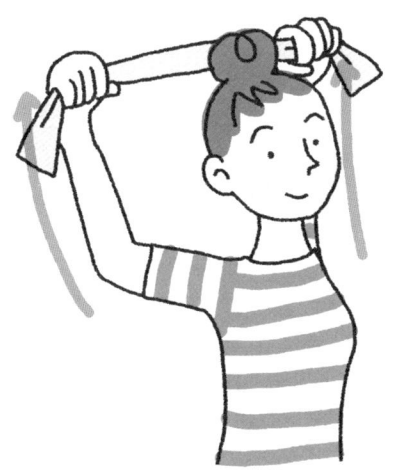

❷숨을 들이마시면서 양쪽 팔꿈치를 조금 앞으로 오게 한다는 느낌으로 팔을 아래쪽으로 내려줍니다. ❶과 ❷를 실시할 때는 겨드랑이가 열린 상태에서 실시합니다. 팔을 구부리거나 펴는 동작은 무리하지 않는 범위 내에서 실시합니다. 1세트를 20회로 하여 2~3세트 실시하는 것이 좋습니다.

샤워기 온열 마사지 경혈 위치

※경혈은 우리 몸 오른쪽과 왼쪽 각각에 있으므로 양쪽 부분에 온열 마사지를 실시 하도록 합니다.

● 머리

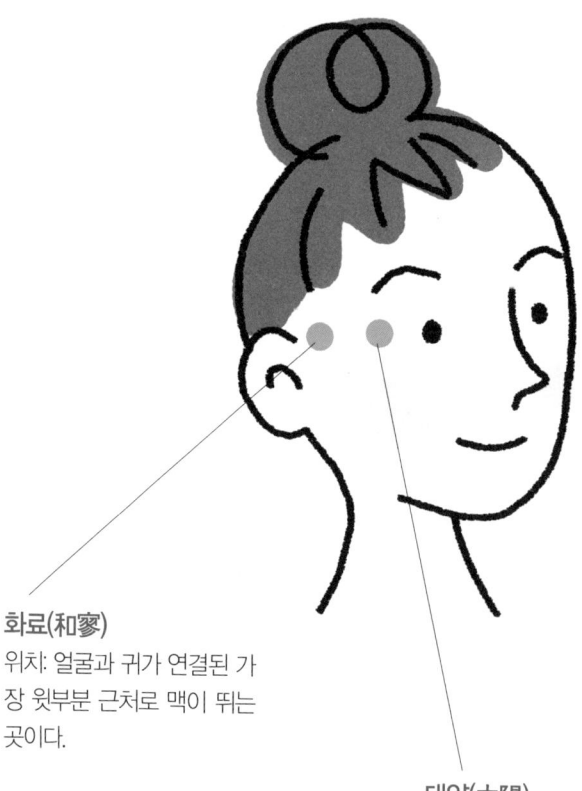

화료(和髎)
위치: 얼굴과 귀가 연결된 가장 윗부분 근처로 맥이 뛰는 곳이다.

태양(太陽)
위치: 눈썹 끝부분과 눈 끝의 가운데에서 바깥쪽으로 1cm 부분에 있다.

● 손

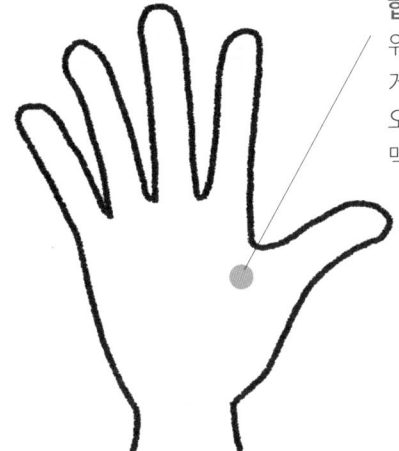

합곡(合谷)
위치: 손등에서 엄지손가락과 집게손가락의 뼈(중수골)가 만나는 오목한 곳으로 가볍게 눌러보면 맥이 뛰는 곳이다.

● 팔

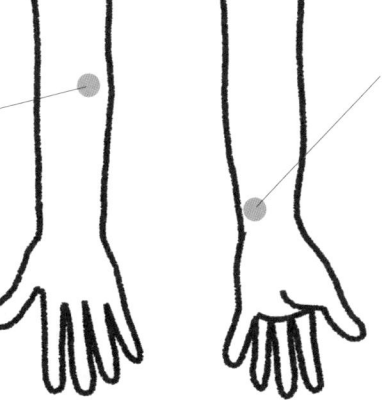

지정(支正)
위치: 안쪽 팔에서 손목과 팔꿈치 한 중간의 바깥쪽에 있다.

통리(通里)
위치: 손목 안쪽에서 새끼손가락 방향의 튀어나와 있는 뼈에서 팔꿈치 방향으로 1cm 정도 올라간 곳에 있다.

● 다리

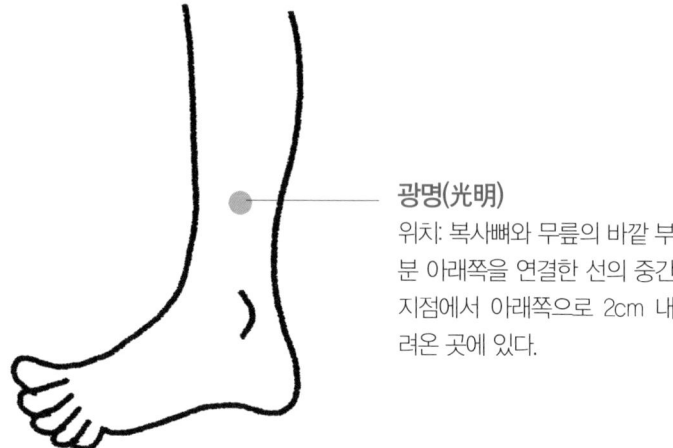

광명(光明)
위치: 복사뼈와 무릎의 바깥 부분 아래쪽을 연결한 선의 중간 지점에서 아래쪽으로 2cm 내려온 곳에 있다.

[경혈 자극 포인트]

❶ 샤워기를 이용할 때는 반드시 물의 온도에 주의하여 화상을 입는 일이 없도록 하면서 자극해줍니다. 이상적인 온도는 섭씨 40도 전후가 좋으며 샤워기 물줄기를 한 곳에 집중하는 시간은 90초 정도가 바람직합니다. 피부에서 1cm 정도 떨어진 위치에서 자극할 때의 압력 정도가 가장 좋습니다.

❷ 경혈 위치를 파악한 다음에는 하루에 한곳이 아니라 여러 곳의 경혈을 순서대로 자극해도 좋습니다.

C 밝은 눈과 바른 자세를 가진 사람

 7일 프로그램을 실천해본 소감이 어떠십니까? 물론 사람마다 차이는 있을 것입니다. 실천하면서 금세 익숙해진 분들도 있을 테고 전부 다 실천하려다 결국 중간에 그만둔 분들도 있을 것입니다. 서두르지 말고 우선 가장 기본적인 프로그램인 아침·점심·저녁 프로그램부터 시작하기를 추천합니다. 그 다음 7일 프로그램에 나오는 동작들을 천천히 하나씩 추가하여 실천해가는 편이 가장 이상적인 방법입니다.

 앞에서 소개한 내용은 아니지만 수요일이나 목요일쯤 비강(鼻腔, 얼굴의 가운데, 코의 등쪽에 있는 코 안의 빈 부분)을 넓혀주는 테이프(비강을 확대해 주는 테이프로 코호흡을 활성화하는 기능이 있다고 함)를 붙이고 잠을 자는 것도 좋습니다. 뇌와 안구에 충분한 산소를 공급하는 것이 원활해지며 피로회복에도 안성맞춤입니다.

 아니면 업무에서 해방될 수 있는 토요일이나 일요일 하루 정도 조금 일찍 일어나 공원을 산책해보는 것도 좋습니다. 시원한 공기를 마시며 나무

사이를 걷는 일은 눈 건강에 안성맞춤입니다. 내친김에 조금 빠르게 걸으면 유산소 운동 효과까지 얻을 수 있습니다.

　필자의 주변에 있는 굽은 척추 교정 체조를 규칙적으로 실천하고 습관화하신 분들도 처음에는 본인이 그렇게 계속해나갈 거라고 믿지 못했던 분들이 훨씬 더 많습니다. 단지 일상 속에서 잠시 짬을 내어 꾸준히 체조를 해나가다 보니 어느새 프로그램을 완전히 자신의 것으로 소화하게 되었고, 좋은 결과를 거둘 수 있게 된 것입니다. 몸에서 어떤 결과가 나타나는지를 깨닫고 나니 자신의 일과 중에서 체조를 하는 시간이 바로 자신에게 휴식을 주는 시간이며 즐거운 시간이라는 분들도 많이 있었습니다. 그리고 이런 이야기를 듣게 될 때마다 개인적으로 큰 보람을 느낍니다.

　자세가 나빠지고 척추가 굽는 것은 오랜 세월 몸에 밴 습관 때문이므로 이를 교정하기 위해서는 아무래도 약간의 노력이 반드시 필요합니다. 꾸준히 좋은 자세를 유지하려는 노력을 통해 굽은 척추와 이별해야만 건강한 눈을 읽을 수 있습니다.

　선명한 눈과 반짝이는 눈동자,
올바른 자세를 지닌 사람으로 거듭나시길 바랍니다.

✚ 에필로그 ✚

"그렇게 구부리고 책보면 눈 나빠져!"

 어린 시절 어머니께서 입버릇처럼 제게 자주 하셨던 말씀입니다. 아마도 "TV를 볼 때는 3미터 이상 떨어져서 봐."라는 말과 거의 같은 빈도로 들었던 말인 것 같습니다.
 이 책에서 필자가 전하고자 하는 바는 어찌 보면 어머니의 잔소리에서 영감을 얻은 것인지도 모르겠습니다. '자세'와 '눈'의 관계, 이것이 필자가 환자들과 만나는 현장에서 언제나 중요한 주제였습니다.
 현재 남녀노소 할 것 없이 많은 사람들이 눈 질환을 가지고 있습니다. 문명의 발달은 생활을 편리하고 풍요롭게 해주는 대신 우리에게 끊임없이 볼 것을 강요하였고, 고개를 점점 숙이게끔 해 우리의 눈에 엄청난 부담을 강요하고 있기 때문입니다.
 눈의 건강 상태를 나쁘게 만들고 있는 다양한 요인들은 눈을 직접적으로 피곤하게 할 뿐만 아니라 우리 몸을 나쁜 자세로 만들어 갑니다. 이로 인한 악순환에서 빠져나오기 위해서는 점점 나빠지고 있는 자세, 굽은 척추를 의식적으로 교정하고 관리해 나가지 않으면 안 됩니다.

"눈 건강을 해치지 않기 위해서 자세를 교정합니다."

이 명제는 의학적인 소견이 뒷받침된 것은 아닙니다. 그러나 많은 이들이 오랜 시간 직접 체험함으로써 그 중요성을 깨달아 온 사실입니다.

필자는 지금 전국에 있는 초등학교를 돌며 '자세와 건강'이라는 주제로 강연을 하고 있습니다. 그리고 '굽은 척추를 교정하면 눈이 좋아진다'고 아이들에게 알리고 있습니다.

제가 전하려는 메시지를 진지하게 받아들여 아이들의 자세가 바르게 된다면, 시력이 떨어지는 것을 막을 수만 있다면 정말 기쁠 것 같습니다.

앞에서 여러 번 이야기하였는데 필자도 고도근시였던 적이 있습니다. 그렇기 때문에 안경을 끼는 일이 얼마나 성가신지, 눈이 나빠서 생기는 불편함이 어떤 것인지 누구보다도 잘 알고 있습니다. 그래서 저 역시 눈 건강에 좋다고 하는 방법들을 실천해 보기 시작했던 것입니다. 물론 효과가 금방 나타나지는 않았지만 그중에서도 몇 가지 체조나 건강법을 습관화해가면서 눈의 피로가 줄어들었고, 업무로 인한 피로감도 놀라울 정도로 줄었습니다. 자기 관리를 꾸준히 해나가면 눈 질환을 줄여나갈 수 있다는 사실을 깨닫게 되면서 그동안 깊게 생각해 보지 못했던 눈 건강에 대한 중요성도 알 수 있게 되었습니다. 또한 이 책에서 소개한 '간단 셀프 케어'를 통해 안경이 필요 없는 삶을 실현하게 되면서 건강한 눈이 인생의 큰 재산이라는 사실을 깨달았습니다. 이 책을 집필하게 된 데에는 사실 이런 직접적인 체험 후에 갖게 된 확신이 큰 밑바탕이 되었습니다.

요즘처럼 빨리 변해가는 세상에서는 뭔가 뚝딱 하고 해결해 줘야만 좋은 방법인 것 같고, 그렇지 않으면 별 의미가 없는 것처럼 여겨지곤 합니다. 하지만 빠르고 즉각적인 문제 해결이 종종 근본적인 해결이 되는 것은 아닙니다. 궁극적으로는 근본적인 해결이야말로 문제 해결을 위한 가장 빠른 방법일 수 있습니다. 바른 자세와 눈 건강의 관계는 이러한 근본적인 문제 해결에 대한 접근 방식입니다. 이 책을 읽으신 분이라면 충분히 그 관계에 대해 이해하실 수 있었으리라 여겨집니다.

 이 책에서 나오는 굽은 척추 교정 체조나 강화 체조가 한 사람이라도 더 많은 사람들의 눈 질환을 예방하고 개선하는 데 도움이 될 수 있기를 진심으로 바라는 바입니다.

시미즈 마코토(清水真)

7일 만에 눈이 '확' 좋아진다

초판 1쇄 발행 2015년 12월 9일
초판 7쇄 발행 2024년 12월 3일

지은이 시미즈 마코토
옮긴이 신정현
펴낸이 김영조
편집 김시연, 조연곤 | **디자인** 정지연 | **마케팅** 김민수, 조애리 | **제작** 김경묵 | **경영지원** 정은진
본문디자인 김영심 | **표지디자인** ALL design group
펴낸곳 싸이프레스 | **주소** 서울시 마포구 양화로7길 44, 3층
전화 (02)335-0385 | **팩스** (02)335-0397
이메일 cypressbook1@naver.com | **홈페이지** www.cypressbook.co.kr
블로그 blog.naver.com/cypressbook1 | **포스트** post.naver.com/cypressbook1
인스타그램 싸이프레스 @cypress_book | **싸이클** @cycle_book
출판등록 2009년 11월 3일 제2010-000105호

ISBN 978-89-97125-87-6 13510

- 이 책은 저작권법에 따라 보호를 받는 저작물이므로 무단 전재 및 무단 복제를 금합니다.
- 책값은 뒤표지에 있습니다.
- 파본은 구입하신 곳에서 교환해 드립니다.
- 싸이프레스는 여러분의 소중한 원고를 기다립니다.